BEIHEFTE ZUM ZENTRALBLATT FÜR GEWERBEHYGIENE
UND UNFALLVERHÜTUNG
HERAUSGEGEBEN VON DER DEUTSCHEN GESELLSCHAFT FÜR GEWERBEHYGIENE
IN FRANKFURT A. M., PLATZ DER REPUBLIK 49
BEIHEFT 20

Hygiene im Büro und im kaufmännischen Betriebe

Von

Ministerialrat Dr.-Ing. **Kremer**
Preußisches Ministerium für Handel
und Gewerbe, Berlin

Dr. med. **Ernst Holstein**
Gewerbemedizinalrat
in Frankfurt a. O.

Mit 18 Textabbildungen

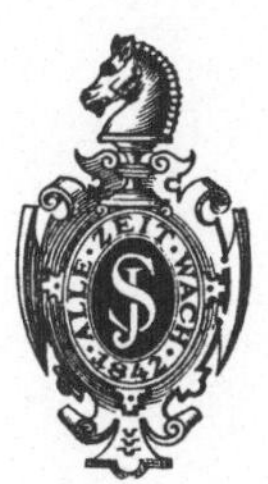

Springer-Verlag Berlin Heidelberg GmbH

ISBN 978-3-662-01803-3 ISBN 978-3-662-02098-2 (eBook)
DOI 10.1007/978-3-662-02098-2
Softcover reprint of the hardcover 1st edition 1931

Vorwort.

Der Deutschen Gesellschaft für Gewerbehygiene waren vielfach Anregungen gegeben worden, den arbeits- und gewerbehygienischen Problemen, die die berufliche Betätigung in Büros und in kaufmännischen Betrieben bietet, ihre Aufmerksamkeit zuzuwenden und die Behandlung dieser Fragen in ihr Arbeitsprogramm einzubeziehen. Der Vorstand und Arbeitsausschuß der Deutschen Gesellschaft für Gewerbehygiene trug der Bedeutung dieser Anregungen, insbesondere dem nach dieser Richtung von dem Allgemeinen freien Angestelltenbund gestellten Antrag dadurch Rechnung, daß er einen Ausschuß für Büro- und kaufmännische Betriebe zur Bearbeitung dieser Fragen einsetzte, dessen Vorsitz der Unterzeichnete übernommen hat und für den als Mitglieder ihre Mitarbeit zur Verfügung gestellt haben: Gewerbeassessor a. D. Dr. v. Bonin, Berlin-Siemensstadt, Siemenswerke; Gewerkschaftssekretär Wilhelm Bösche, Berlin, Gewerkschaftsbund der Angestellten; Syndikus Dr. Hartmann, Berlin, Hauptgemeinschaft des Deutschen Einzelhandels; Hegewald, Berlin, Gesamtverband Deutscher Angestellten-Gewerkschaften; Prokurist Karl Hensel, Berlin, Vereinigung der Deutschen Arbeitgeberverbände; Gewerbemedizinalrat Dr. Holstein, Frankfurt a.O.; Ministerialrat Dr. Ing. Kremer, Berlin, Preuß. Ministerium für Handel und Gewerbe; v. d. Linde, Berlin, Vereinigung der Deutschen Arbeitgeberverbände; Dr. Meyer-Brodnitz, Berlin, Allg. Deutscher Gewerkschaftsbund; Regierungsrat Nolte, Berlin, Reichsarbeitsministerium; Fritz Rogon, Berlin, Allgemeiner freier Angestelltenbund.

Gleichzeitig hatte der Vorstand der Deutschen Gesellschaft für Gewerbehygiene beschlossen, das Thema „Hygiene im Büro und in kaufmännischen Betrieben“ als zweites Hauptverhandlungsthema der 7. Jahreshauptversammlung der Gesellschaft, die im September 1930 in Breslau stattgefunden hat, zu wählen. Die einführenden Hauptreferate zur Behandlung des Themas auf dieser Tagung hatten in dankenswerter Weise zwei Mitglieder des Ausschusses, die Herren Gewerbemedizinalrat Dr. Holstein, Frankfurt a. O. und Ministerialrat Dr. Ing. Kremer vom Preuß. Ministerium für Handel und Gewerbe übernommen, wobei das Referat des Herrn Gewerbemedizinalrat Dr. Holstein die ärztlich-physiologischen und das des Herrn Ministerialrat Dr. Ing. Kremer die technischen und betriebsorganisatorischen Problemstellungen des Themas zu behandeln hatte. Die übrigen Mitglieder des Ausschusses haben durch Sammlung einschlägigen Materials und durch gutachtliche Äußerungen gelegentlich verschiedener Besichtigungen von Büro- und kaufmännischen Betrieben bei der Vorbereitung der Verhandlungsthemen mitgewirkt.

Die vorliegende Schrift bringt in zum Teil erweiterter Bearbeitung die auf der Breslauer Jahrestagung der Deutschen Gesellschaft für Gewerbehygiene gehaltenen Hauptreferate zu dem Thema „Hygiene im Büro und in kaufmännischen Betrieben“ und veröffentlicht gleichzeitig die Aussprache, die sich auf der Tagung an die Hauptreferate angeschlossen hat.

Es ist der Wunsch der Deutschen Gesellschaft für Gewerbehygiene, daß durch diese zusammenfassende Darstellung der aktuellen Frage der Arbeits- und Gewerbehygiene für die berufliche Betätigung im Büro und in kaufmännischen Betrieben allen hieran interessierten Kreisen wichtige Anregungen gegeben werden und daß damit eine Grundlage für die weitere Erörterung und Untersuchung dieser Frage im einzelnen geschaffen ist.

Frankfurt a. M., Berlin, im Februar 1931.

Deutsche Gesellschaft für Gewerbehygiene.

Der Vorsitzende des Ausschusses für Büro- und kaufmännische Betriebe:

Dr. Feig
Ministerialdirigent im Reichsarbeitsministerium.

Die Geschäftsführung:
Dr. Eger.

Inhaltsverzeichnis.

Hygiene im Büro und im kaufmännischen Betriebe vom ärztlich-physiologischen Standpunkt.

Von Gewerbemedizinalrat Dr. Ernst Holstein, Frankfurt a. d. O.

Mit 1 Textabbildung.

Altersgliederung. — Konstitution. — Gesundheitsschädliche Einflüsse des Berufes bei Ladenpersonal, bei den Büroangestellten und bei den Reisenden. — Ernährung — Erholung.

Auf Beschluß des Vorstandes der Deutschen Gesellschaft für Gewerbehygiene wurde ein besonderer Ausschuß gebildet, dem die Aufgabe zufällt, die Probleme des Gesundheitsschutzes der in Büro- und kaufmännischen Betrieben Tätigen zu bearbeiten. Soweit ich es übersehen kann, tritt damit zum ersten Male die Deutsche Gesellschaft für Gewerbehygiene aus dem Kreis der bisherigen Tätigkeit, welche überwiegend der Erforschung gewerblicher Erkrankungen und dem Wohle der gewerblichen Arbeiter galt. Es handelt sich jetzt um Belange von Angestellten, die den „gehobeneren" Berufsständen zugerechnet werden, wobei oftmals nur die monatliche Gehaltszahlung die markanteste Unterscheidung gegenüber anderen Arbeitern bildet. Wenn daher „Hygiene in Büro- und kaufmännischen Betrieben" eines der Hauptthemen der Jahreshauptversammlung ist, haben die bisherigen Arbeiten auf dem Gebiete der Arbeitshygiene und -medizin, ich erinnere nur an die über Ermüdung, Arbeitsplatzgestaltung, Fabrikspeisung und Rationalisierung, gleichwohl im Rahmen des neuen Arbeitsgebietes sinngemäß Gültigkeit und Anwendung zu finden. Es besteht die Absicht, die Verhältnisse dieser Angestellten kennenzulernen, besondere Anregungen zu geben und zu empfangen, um gegebenenfalls zugleich das Wohl dieser Erwerbstätigen zu fördern. In diesem Sinne wurde ich gebeten, zusammenfassend einiges vom ärztlichen und physiologischen Standpunkt zu den Fragen der Hygiene in Büro- und kaufmännischen Betrieben darzustellen.

Die Berufsgruppe, der unser Interesse gilt, ist in ihrer Verbreitung nicht scharf umrissen, wird auch nicht durch eine besondere Gruppe der üblichen Gewerbebezeichnungen erfaßt. Sie nimmt wohl einen bedeutenden Teil des Handelsgewerbes ein, hat aber Anteil an dem Versicherungswesen und fast allen übrigen Gewerbezweigen. Es gehören ihr zu: Prokuristen, Disponenten, Abteilungsvorsteher, fremdsprachliche und selbständige Korrespondenten, Buchhalter, Kassierer, Telephonisten, Registraturverwalter, Expedienten, endlich die große Zahl der Kontoristen, welche als Maschinenschreiber und Stenographen tätig sind. Sie bilden ihrerseits den Begriff des Büroangestellten. Diesen gegenüber steht das Ladenpersonal, welches sich aus Verkäufern, Dekorateuren, Ladenkassierern und anderen zusammensetzt. Zu erwähnen wären noch die Reisenden, welche wesentlich andere Lebens- und Erwerbsbedingungen zeigen. Die beiden letzten Gruppen fassen die kaufmännischen Angestellten im engeren Sinne zusammen, obgleich sich oftmals auch Angehörige des Büropersonals kurzweg als Kaufleute zu bezeichnen pflegen.

Durch Auswertung der Ergebnisse der Berufszählung vom 16. Juni 1925 konnte eine, wenn auch etwas großzügige Aufteilung der Gruppe „Angestellte und Beamte" dieser Statistik in sechs verschiedene Angestellten- und Beamtengruppen durchgeführt werden (Beck), so daß wenigstens das Gros der kaufmännischen Angestellten einwandfrei zu erkennen ist. Es wurden 1449920 männliche kaufmännische und Büroangestellte = 37,8% der männlichen Angestellten gezählt; sie stellen einen nicht unbedeutenden Teil der männlichen Erwerbstätigen überhaupt dar, welche mit denen ohne Beruf und ohne Berufsangabe zusammen 22228441 betrugen.

Tabelle 1. Altersgliederung der männlichen und weiblichen kaufmännischen Angestellten und des Büropersonals im Vergleich zu den Angestellten und Beamten insgesamt.

Männliche	Unter 20 Jahre %	20 bis unter 30 Jahre %	30 bis unter 40 Jahre %	40 bis unter 50 Jahre %	50 bis unter 60 Jahre %	Über 60 Jahre %
Angestellte u. Beamte insgesamt (3836577)	11,3	27,8	24,4	20,5	12,2	3,8
Kaufm. Angestellte u. Büropers. (1449920)	22,6	33,7	20,6	12,7	7,2	3,2
Weibliche						
Angestellte u. Beamte insgesamt (1437655)	26,4	42,4	24,2	zusammen		7,0
Kaufm. Angestellte u. Büropers. (910865)	36,4	43,7	12,9	4,8	1,7	0,5

Die Zahlen, welche die Altersgliederung der männlichen kaufmännischen Angestellten und des Büropersonals ausweisen, zeigen ein ungünstiges Bild für die mittleren und älteren Jahrgänge. Nachdem in der Alterklasse von 20 bis unter 30 Jahren mit 33,7% der Höchststand erreicht ist (der Hauptteil fällt mit 18,5% sogar noch auf die 5 Jahre von 20 bis unter 25 Jahren), warten schon die nächsten 10 Jahre von 30 bis unter 40 Jahren mit einem starken Abfallen auf 20,6% auf. Diese Erscheinung setzt sich im Alter von 40 bis unter

50 Jahren fort, denn gegenüber der vorigen Klasse vermindert sich der Anteil auf 12,7 %. Der Anteil der nächsten 10 Jahre beträgt nur 7,2 % und über 60 Jahre alt sind nur noch 3,2 %. Ein Blick auf die jüngeren Altersklassen zeigt, daß die kaufmännischen Angestellten unter 20 Jahren mit 22,6 % vertreten sind. Zu beachten ist hierbei, daß diese Altersklasse, in der auch die Lehrlinge enthalten sind, nur etwa 4—6 Jahre umfaßt, trotzdem ist ihr Anteil noch um 2 % höher als der 10 Jahre zwischen 30 und 40. Wenn auch berücksichtigt werden muß, daß sich in den reiferen Jahren eine gewisse Abwanderung der Angestellten, die sich selbständig machen, vollzieht, so reicht diese Zahl bei weitem nicht aus, um in Verbindung mit der natürlichen Verminderung durch Sterblichkeit das überaus starke Abfallen des Anteiles der älteren Jahresklassen an der Beschäftigung zu erklären. Abgesehen von dem allgemeinen Grunde, nämlich der schlechten Geschäftslage, wird vornehmlich durch die Beschäftigung von jüngeren Kräften anscheinend der ältere kaufmännische Angestellte noch in den Jahren der besten Leistungsfähigkeit zur Untätigkeit verurteilt bzw. in andere Berufe abgedrängt. Durch die Not der Zeit einerseits geht die Entwicklung dahin, daß sich viele ältere Angestellte Arbeiterberufen zuwenden, um ihren Lebensunterhalt fristen zu können. Andererseits greift ein großer Teil der Angestellten zu einem kleinen Handel, der sie einigermaßen unterhält. Viele bleiben erwerbslos; für die über 60jährigen wenigstens hat als Übergangsmaßnahme das Gesetz nach 1jähriger Arbeitslosigkeit den vorzeitigen Bezug der Rente aus der Angestelltenversicherung ermöglicht. Dazu kommt, daß durch weitere Maßnahmen, wie Rationalisierung und Mechanisierung vieler Arbeitsgänge dem Angestellten und besonders dem älteren weitere Beschäftigungs- und Aufstiegsmöglichkeiten entzogen werden.

Bei den weiblichen Angestellten und Beamten, deren Gesamtzahl sich auf 1437655 beläuft (1925 wurden weibliche Erwerbstätige mit denen ohne Beruf und ohne Berufsangabe 12625289 gezählt), zeigt sich, daß der weitaus größte Teil der Gesamtheit auch hier auf die kaufmännischen Angestellten und das Büropersonal entfällt, und zwar sind mit 910865 = 63,4 % es 25,6 % mehr als bei den männlichen Angestellten. Im allgemeinen kann gesagt werden, daß sich sowohl im Gesamtdurchschnitt aller weiblichen Angestellten und Beamten als auch im Durchschnitt der einzelnen Gruppen durchweg eine weit höhere Besetzung der jüngeren Altersklassen gegen eine ebenso geringere der älteren zeigt. Beim Gesamtdurchschnitt liegt der Hauptanteil, wie bei den Männern, in der Klasse von 20 bis unter 30 Jahren (609000 = 42,4 %), dem die Klasse unter 20 Jahren mit 380000 = 26,4 % folgt. Also über $^2/_3$ (68,8 %) sind unter 30 Jahre alt und nur 31,2 % haben das 30. Lebensjahr überschritten.

Die kaufmännischen weiblichen Angestellten und Beamten einschließlich des Büropersonals sind im Alter von 20—30 Jahren mit ihrem Anteil von 43,7% ihren männlichen Kollegen (33,7%) um volle 10% im Verhältnis voraus. Der Vergleich der Grundzahlen zeigt sogar in den 5 Jahren von 20 bis unter 25 260700 weibliche Angestellte gegenüber 268052 männlichen, also ein Verhältnis fast 1 : 1. Es muß darauf hingewiesen werden, daß in der Gesamtzahl aller kaufmännischen Angestellten das Verhältnis der männlichen zu den weiblichen wie 3 : 2 ist. Noch stärker ist der Gegensatz bei der Altersklasse unter 20 Jahren. Hier weisen die weiblichen Angestellten eine Beteiligung von 36,4% auf. Selbst die Grundzahlen zeigen hier ein Überwiegen der weiblichen Angestellten; denn auf 327978 männliche kommen 331141 weibliche Angestellte. In der Altersklasse von 30 bis unter 40 Jahren zeigt sich jedoch die stark gegenteilige Entwicklung: Absinken auf nur 12,9% bei den Frauen; der Abgang infolge Heirat wird hier auffällig. Zwar ist dies auch im vorhergehenden Altersabschnitt der Fall, doch tritt er noch nicht so deutlich in Erscheinung, weil heute die verheiratete Frau in den ersten Ehejahren infolge der wirtschaftlichen Verhältnisse durch Erwerbstätigkeit zur Einrichtung und oft auch zum Unterhalt des Haushalts beitragen muß. Erst wenn Kinder vorhanden sind, gibt die Frau in größerer Zahl ihren Erwerbsberuf auf, wie denn auch im Alter von 40 Jahren und darüber der Anteil der weiblichen Angestellten nur noch 7% beträgt. Bei den rein kaufmännisch tätigen Angestellten sind im Durchschnitt 6,3% verheiratet, also etwa jede 16. Frau.

Zusammenfassend zeigt sich also, daß die weiblichen kaufmännischen Angestellten zu $^4/_5$ (80,1%) noch nicht 30 Jahre alt sind (gegen 56,3% der männlichen). Die starke Besetzung der jüngeren Altersklassen hängt zum größten Teil mit der Verwendung der weiblichen Angestellten in Berufen wie Stenotypistin, Verkäuferin u. ä. zusammen.

Die weite Möglichkeit der Arbeitsbetätigung im Beruf des kaufmännischen und Büroangestellten hat dazugeführt, daß ihm aus allen Volksschichten Menschen der verschiedensten Konstitution zuströmen. Einzelne ergreifen aus Neigung den Beruf, während andere durch das Gefühl physischer Minderwertigkeit zu ihm geführt werden. Eine große Anzahl, die vor allem im Bürodienst steht, sucht in ihm nicht den Lebensberuf, sondern die Stätte eines Gelderwerbs für beschränkte Zeit, so daß bei den weiblichen Büroangestellten Angehörige zu finden sind, die oft ohne Vorbereitung mit den Schulkenntnissen allein oder nach kurzem Besuch einer Handelsschule oder von Fachkursen für Schreibmaschine und Stenographie in den Dienst treten. Auch das Ladenpersonal setzt sich nicht immer aus kaufmännisch ausgebildeten Personen zusammen, die eine Lehrzeit durchgemacht haben; es genügt für viele Geschäftszweige eine Anlernung. Bei der Vielseitigkeit der Beschäftigungsart, dem nicht einheitlichen Zustrom der Angehörigen ist man wohl zu der Annahme berechtigt, daß heute in dem zu besprechenden Berufszweige alle

Konstitutionstypen zu finden sind, wenn schon allgemein die Kategorie den Schwächlingsberufen zugezählt wird.

Interessant in dieser Beziehung sind die Auswertungen der Musterungsuntersuchungen aus früheren Jahren, die den Typus der Kaufleute und des Büropersonals, wenigstens für den männlichen Anteil, erkennen lassen. Als mit allgemeiner Körperschwäche behaftet wurden 47,1% bezeichnet (gegenüber 31,5% im Durchschnitt), 30,6% waren deswegen untauglich oder mindertauglich für den Heeresdienst (im Durchschnitt 21,3%). Daß aber der Kaufmannsberuf seinerseits ungünstige Wirkungen auf die Entwicklung des Körpers, besonders durch starke Wachstumshemmung, hat, scheint aus den Untersuchungen von Hoppe hervorzugehen, wenn nicht schon die Ergebnisse an den Gestellungspflichtigen, also nach mehrjähriger Berufsarbeit, dafür sprechen könnten. Er beobachtete an Berufsschülern Größe und Gewicht bei Schuleintritt und Schulentlassung. Hierbei zeigte die freie Berufswahl wiederum eine Auslese nach der körperlichen Eignung. Nach der üblichen schulärztlichen Bezeichnung hatten sich die Jugendlichen der Gruppe I einer körperlich schweren Arbeit zugewandt. Die Leute mit Bezeichnung II gingen überwiegend in den kaufmännischen Beruf, während die schwächste Gruppe das Kontingent der „ungelernten Arbeiter" stellte. Bei Schulaustritt hatte sich diese Reihe wesentlich verschoben. Die Entwicklung bei Gruppe I war am besten, dann folgte Gruppe III, während die Gruppe II, der kaufmännische Beruf im wesentlichen, die schlechteste Entwicklung aufzuweisen hatte. Diese Tatsache wird erklärlich durch die mangelnde körperliche Betätigung, die dem Berufe eigentümlich ist. Bei anderen Reihenuntersuchungen wiesen die weiblichen Büroangestellten den geringsten Brustumfang auf.

Über den Zusammenhang von Krankheit und Beruf können sinngemäß geführte Krankenstatistiken gewisse Auskunft geben. Leider befinden wir uns in dieser Hinsicht in einer sehr unglücklichen Lage, da nur in manchen Punkten brauchbare Statistiken vorhanden sind, welche Jahrzehnte zurückliegen. Die besten Unterlagen bieten noch die Erhebungen der Ortskrankenkasse Leipzig (1910), wo auch die Trennung des Berufs in Kontor- und Ladenpersonal vorgenommen wurde, wobei allerdings den männlichen Angestellten die wenn auch im Verhältnis kleine Gruppe der Reisenden angegliedert ist. Da aber in diesem statistischen Material sich nur die Verhältnisse eines Ortes widerspiegeln, können auch keine vollwertigen Schlüsse für die Gesamtheit gezogen werden (s. Tab. 2).

Die Zahl der Nervenerkrankungen ist bei dem Kontorpersonal gegenüber dem Ladenpersonal erhöht. Bei dem weiblichen Personal fällt die hohe Zahl der Allgemeinerkrankungen (Erschöpfung, Blutarmut, Bleichsucht) auf, die gerade beim Ladenpersonal sich ungünstig gestaltet. Hoch ist auch der Anteil der Hauterkrankungen und der Krankheiten der Bewegungsorgane, der allerdings von der

Tabelle 2. Allgemeine Ortskrankenkasse Leipzig 1910.

	Männliches									Weibliches								
	Personal zusammen			Kontorpersonal und Reisende			Ladenpersonal			Personal zusammen			Kontorpersonal			Ladenpersonal		
	Krankheitsfälle m. Arbeitsunfähigkeit auf 100 Mitglieder	Arbeitsunfähigkeitstage pro Fall	Todesfälle pro 100 der Gesamtzahl	Krankheitsfälle m. Arbeitsunfähigkeit auf 100 Mitglieder	Arbeitsunfähigkeitstage pro Fall	Todesfälle pro 100 der Gesamtzahl	Krankheitsfälle m. Arbeitsunfähigkeit auf 100 Mitglieder	Arbeitsunfähigkeitstage pro Fall	Todesfälle pro 100 der Gesamtzahl	Krankheitsfälle m. Arb itsunfähigkeit auf 100 Mitglieder	Arbeitsunfähigkeitstage pro Fall	Todesfälle pro 100 der Gesamtzahl	Krankheitsfälle m. Arbeitsunfähigkeit auf 100 Mitglieder	Arbeitsunfähigkeitstage pro Fall	Todesfälle pro 100 der Gesamtzahl	Krankheitsfälle m. Arbeitsunfähigkeit auf 100 Mitglieder	Arbeitsunfähigkeitstage pro Fall	Todesfälle pro 100 der Gesamtzahl
1. Allgemeinerkrankungen	0,78	27,9	4,1	1,02	29,4	2,6	0,54	26,3	2,5	6,08	26,2	3,4	5,36	24,8	2,5	6,80	27,5	4,1
2. Infektionskrankheiten	3,81	29,0	41,1	3,98	30,3	37,4	3,64	27,6	46,9	3,97	33,5	40,2	3,10	28,5	42,9	3,93	38,4	38,3
3. (Tuberkulose)	0,67	79,4	36,7	0,77	79,0	33,3	0,57	79,8	41,9	0,35	84,7	33,5	0,41	75,1	37,9	0,28	94,3	30,4
4. Krankheiten der Atmungsorgane	3,05	27,6	18,0	3,43	27,5	17,5	2,66	27,7	19,1	3,16	28,5	13,6	3,00	29,0	10,4	3,32	27,9	15,8
5. Krankheiten der Kreislaufsorgane	0,99	31,9	10,8	1,00	36,0	12,8	0,98	27,8	7,7	0,85	31,6	7,4	0,70	29,0	10,4	0,99	34,2	5,3
6. Krankheiten der Verdauungsorgane	3,68	14,5	6,6	3,82	15,1	6,7	3,54	13,9	6,4	5,59	18,2	—	4,93	17,8	—	6,25	18,5	10,5
7. Krankheiten des Nervensystems	1,41	34,9	6,0	1,56	39,0	6,7	1,26	30,8	5,0	1,38	31,6	—	1,47	34,3	—	1,29	28,8	5,3
8. Krankheiten der Harn- und Geschlechtsorgane	0,57	20,6	2,6	0,55	23,3	3,5	0,58	17,8	1,2	1,33	29,5	6,0	1,01	30,5	7,1	1,65	28,5	5,3
9. Hautkrankheiten	1,19	13,0	—	1,47	14,0	—	1,67	12,0	—	1,31	15,0	—	0,91	14,3	—	1,71	15,7	—
10. Erkrankungen der Bewegungsorgane	1,35	20,4	—	1,70	22,4	—	1,26	18,3	—	1,30	22,4	—	1,00	21,7	—	1,60	23,1	—
11. Krankheiten der Augen	0,47	20,3	—	0,60	22,3	—	0,60	18,3	—	0,40	20,0	—	0,34	13,8	—	0,46	26,1	—
12. Verletzungen	1,37	16,3	3,3	1,93	17,8	2,9	1,70	14,7	3,7	1,05	16,2	2,9	0,80	15,0	3,3	1,29	17,3	2,6
Krankheiten insgesamt	22,10	22,9	—	21,00	24,3	—	18,75	21,4	—	26,55	24,4	—	23,19	24,2	—	29,91	24,5	—
Todesfälle v. H. der gesamten männl. bzw. weiblichen Mitglieder	—	—	0,62	—	—	0,75	—	—	0,48	—	—	0,29	—	—	0,24	—	—	0,34

Zahl des männlichen Kontorpersonals übertroffen wird, wahrscheinlich durch den Einfluß, den gerade bei diesen Erkrankungen die Gruppe der Reisenden ausmacht. Aus dem gleichen Grunde erscheinen vermutlich auch die Infektionskrankheiten und die Krankheiten der Atmungsorgane höher als beim Ladenpersonal.

Betrachtet man die Relativzahlen, d. h. die Zahl der Erkrankungen verglichen mit der Gesamtheit aller männlichen bzw. weiblichen Arbeiter gleich 1 gesetzt, so ergibt sich das erfreuliche Bild, daß die Gesamtheit der kaufmännischen und Büroangestellten außerordentlich günstige Krankheitsziffern liefert. Sie bieten sogar die allergünstigsten Verhältnisse unter allen bei der Leipziger Ortskrankenkasse berücksichtigten Gruppen.

Tabelle 3. Leipziger Ortskrankenkasse 1910.
Relativzahlen verglichen mit der Gesamtheit aller männlichen bzw. weiblichen Arbeiter = 1.
In Klammern die Relativzahlen der Altersklasse 25—34 Jahre.

	Männliches			Weibliches		
	Personal zusammen	Kontorperson. u. Reisende	Ladenpersonal	Personal zusammen	Kontorpersonal	Ladenpersonal
Krankheitsfälle	0,5 (0,5)	0,5 (0,5)	0,5 (0,5)	0,7 (0,6)	0,6 (0,5)	0,7 (0,6)
Todesfälle	0,9 (1,4)	1,0 (1,5)	0,6 (1,0)	0,6 (0,6)	0,5 (0,5)	0,6 (0,6)
Krankheitstage	0,6 (0,6)	0,6 (0,6)	0,5 (0,5)	0,7 (0,6)	0,5 (0,5)	0,7 (0,6)
Infektionskrankheiten	0,8 (0,8)	0,8 (0,8)	0,7 (0,5)	0,6 (0,5)	0,6 (0,5)	0,7 (0,5)
(Tuberkulose)	1,0 (0,8)	1,0 (0,8)	0,7 (0,3)	0,5 (0,3)	0,6 (0,4)	0,5 (0,3)
Krankheiten der Atmungsorgane	0,6 (0,7)	0,6 (0,7)	0,5 (0,5)	0,7 (0,6)	0,6 (0,6)	0,7 (0,6)
Krankheiten der Kreislaufsorgane	1,0 (1,1)	1,0 (1,1)	0,9 (1,0)	0,8 (0,9)	0,5 (0,6)	0,9 (0,9)
Krankheiten der Verdauungsorgane	0,6 (0,6)	0,6 (0,6)	0,5 (0,7)	0,7 (0,6)	0,6 (0,4)	0,7 (0,7)
Krankheiten des Nervensystems	1,2 (1,5)	1,4 (1,5)	0,9 (1,3)	1,0 (1,1)	1,2 (1,4)	0,9 (0,9)
Hautkrankheiten	0,3 (0,4)	0,3 (0,4)	0,3 (0,4)	0,4 (0,3)	0,2 (0,2)	0,5 (0,5)
Muskel- u. Gelenkrheumatismus	0,3 (0,3)	0,3 (0,3)	0,2 (0,3)	0,4 (0,4)	0,3 (0,5)	0,5 (0,4)
Verletzungen	0,2 (1,1)	0,2 (2,6)	0,1 (0,1)	0,3 (0,3)	0,2 (0,2)	0,4 (0,3)
Betriebsunfälle	0,05 (0,04)	0,05 (0,04)	0,05 (0,05)	—	—	—

Bei dem männlichen Personal sind die Krankheitsfälle um 50 % und die Krankheitstage um 40 % geringer, beim weiblichen Personal sind beide um 30% niedriger, als dem Durchschnitt entspricht. Auch die Todesfälle geben ein günstiges Verhältnis. Die Relativzahlen der Altersklasse von 25—34 Jahren stehen allerdings für den männlichen Anteil über dem Durchschnitt, was wahrscheinlich wesentlich durch den Anteil der Reisenden bewirkt sein könnte. Hervorspringt durch erhöhte Erkrankungshäufigkeit die Gruppe der Krankheiten des Nervensystems beim Kontorpersonal sowohl in der Gesamtheit als auch in der Altersklasse von 25—34 Jahren. Außerordentlich gering sind erklärlicherweise Betriebsunfälle, die auf Folgen des Ausgleitens und Fallens auf Treppen und Gängen, Beschädigungen durch automatische Türen und Aufzüge im wesentlichen zurückzuführen sein werden.

Inwieweit die angegebenen Zahlen der Leipziger Ortskrankenkasse heute noch Gültigkeit haben, bleibt dahingestellt, wenn man bedenkt, daß zwei Jahrzehnte mit einschneidenden Kriegs- und Nachkriegsereignissen, Ernährungsbeschränkungen, veränderter Wirtschafts- und Arbeitsmarktlage dazwischenliegen. Neuere Statistiken der Ortskrankenkassen, welche eine Gliederung in die Berufsgruppe der kaufmännischen- und Büroangestellten enthielten oder zuließen, standen mir nicht zur Verfügung. Auch die besonderen Berufskrankenkassen konnten geeignetes Material nicht beschaffen. Eine der großen Ersatzkrankenkassen mit über 200000 Mitgliedern, nämlich die Deutsche Angestellten-Krankenkasse, führt bis jetzt leider noch keine Statistiken, die nach Krankheitsgruppen zergliedert sind, während die Deutschnationale Krankenkasse mit gleichfalls über 200000 Mitgliedern nur männliche Mitglieder betreut. Die Barmer Ersatzkrankenkasse ist neuerdings dazu übergegangen, ihr Material nach dem Schema der Rheinischen Krankenkassen auszuwerten. Wenn es schon an geeignetem Vergleichsmaterial hierzu fehlt, gebe ich doch in folgendem die gewonnenen Zahlen wieder, da sie immerhin einige Schlüsse zulassen. Als größte aller Berufskrankenkassen mit über 400000 Mitgliedern bei fast gleichem Anteil an männlichen und weiblichen Stammitgliedern setzt sie sich im wesentlichen aus männlichen und weiblichen Handlungsgehilfen und -lehrlingen, Bank- und kaufmännisch gebildeten Versicherungsangestellten zusammen, also aus jenen Berufsgruppen, denen unsere Betrachtung gilt (s. Tab. 4).

Auffällig ist auch hier die hohe Zahl der Nervenerkrankungen beim weiblichen Geschlecht, die bei Betrachtung der Gesamterkrankungshäufigkeit an dritter Stelle stehen; die im allgemeinen höhere Erkrankungshäufigkeit bei den Frauen ist für alle Gruppen vorhanden.

Wenn auch das Handelsgewerbe wegen des hohen Anteils an gewerblichen Arbeitern nicht ohne weiteres mit unserer Berufsgruppe zu identifizieren ist, so sind doch die Untersuchungen Telekys an dem Material der rheinischen Orts- und Betriebskrankenkassen für die Jahre 1922—1926 interessant, daß es als gesundheitlich günstiges

Tabelle 4. Barmer Ersatzkrankenkasse 1929.

	Gesamte Mitglieder			Männl. Mitglieder			Weibl. Mitglieder		
	Krankheitsfälle m. Arbeitsunfähigkeit auf 100 Mitglieder	Arbeitsunfähigkeitstage pro Fall	Todesfälle pro 100 der Gesamtzahl	Krankheitsfälle m. Arbeitsunfähigkeit auf 100 Mitglieder	Arbeitsunfähigkeitstage pro Fall	Todesfälle pro 100 der Gesamtzahl	Krankheitsfälle m. Arbeitsunfähigkeit auf 100 Mitglieder	Arbeitsunfähigkeitstage pro Fall	Todesfälle pro 100 der Gesamtzahl
1. Allg. Erschöpfung, Blutarmut, Chlorose	0,57	23,1	8,0	0,18	22,3	9,0	1,00	23,2	6,4
2. Tuberkulose	1,03	53,1	16,3	0,80	51,5	16,6	1,28	54,2	15,8
3. Syphilis	0,02	39,7	—	0,02	33,1	—	0,01	50,0	—
4. Tripper, weicher Schanker	0,07	27,4	0,2	0,11	27,8	0,4	0,03	26,0	—
5. Grippe	9,38	14,1	5,4	7,33	13,3	5,5	11,66	14,6	5,2
6. Andere Infektionskrankheiten	0,22	27,7	1,9	0,16	26,2	1,7	0,28	28,7	2,4
7. Neubildungen	0,13	31,3	4,3	0,07	26,4	3,8	0,19	33,3	5,2
8. Krankheiten des Nervensystems	3,06	24,3	3,9	2,10	24,9	3,1	4,13	23,9	5,2
9. Krankheiten der Atmungsorgane	7,43	14,0	6,1	5,40	13,6	6,2	9,68	14,1	5,8
10. Krankheiten des Herzens und der Arterien	1,02	28,2	13,9	0,79	30,1	15,9	1,27	26,9	10,6
11. Magen-, Darm- und Leberleiden	3,21	23,1	14,8	2,49	21,8	16,3	3,99	24,0	12,3
12. Gebärmutterblutg. und Fehlgeburten	0,29	21,2	1,7	—	—	—	0,62	21,2	4,1
13. Krankheiten der Harn- und Geschlechtsorgane	1,77	25,8	4,8	0,64	24,7	3,1	3,01	26,1	7,6
14. Hautkrankheiten	1,11	15,0	1,1	0,98	14,9	1,4	1,24	15,1	0,6
15. Muskel-, Gelenkrheumat., Gicht	1,34	23,6	1,5	1,21	21,8	1,7	1,48	25,1	1,2
16. Andere Krankheiten d. Bewegungsorgane	0,60	20,4	0,4	0,51	21,3	0,4	0,70	19,7	0,6
17. Krankheiten der Ohren	0,28	18,9	0,9	0,22	20,6	1,0	0,36	17,8	0,6
18. Krankheiten der Augen	0,26	18,9	—	0,23	18,6	—	0,29	19,2	—
19. Verletzungen	3,06	19,5	3,3	2,94	20,2	4,2	3,20	18,8	1,8
20. Gewerbliche Vergiftungen	—	—	—	—	—	—	—	—	—
21. Andere Krankheiten m. unbest. Diagnose	1,20	23,3	11,5	0,97	23,2	9,7	1,97	23,3	14,6
Krankheiten insgesamt	36,02	19,5	—	27,15	19,0	—	45,86	19,9	—
Todesfälle % d. Mitgl.	—	—	0,11	—	—	0,14	—	—	0,09

Gewerbe anzusprechen ist, welches eine verhältnismäßig hohe Häufigkeit der Nervenkrankheiten mit mittlerer Tuberkuloseerkrankung zeigt. Zusammenfassend muß aber auch unserer Berufsgruppe unter

Berücksichtigung der vorerwähnten Krankenstatistiken, welche allerdings nur eine oberflächliche Vergleichsmöglichkeit geben, die gleiche Bewertung zugesprochen werden.

In einzelnen Punkten bedürfen die drei Berufskategorien noch der besonderen Besprechung. Zunächst das Ladenpersonal. Je nach den Handelsartikeln sind auch hier die Berufsverhältnisse verschieden und damit auch die Erkrankungsmöglichkeiten. Manche Verkaufsstände, besonders in Lebensmittelgeschäften, erfordern eine niedrige Temperatur der Räume, verbieten auch eine Heizung während der kalten Jahreszeit, so daß Erkältungskrankheiten nicht ungewöhnlich sind. Eine besondere Hauterkrankung, die bei Verkäufern vielfach anzutreffen ist, muß hier nahezu als Berufskrankheit angesprochen werden, nämlich die jedem bekannten Veränderungen in Form von Frostbeulen an Händen, Füßen und Gesicht. Ständiger Aufenthalt in unterkühlten Räumen und Befeuchtung der Haut, wie sie bei manchen Verkäufern besonders an den Händen unvermeidlich ist, führen zur Erschlaffung der Gefäße, so daß sie nicht mehr auf Temperaturveränderungen durch Verengung oder Erweiterung reagieren und so Blutstockungen herbeiführen, die zur Schädigung des Gewebes führen. Rissigwerden der Haut mit Sekretion und Geschwürsbildung sind oftmals äußere Komplikationen. Durch Wechselbäder können die Schäden geheilt, mindestens aber gebessert oder deren Auftreten durch rechtzeitige Anwendung vor beginnenden Kälteperioden verhindert werden.

Je nach den Verkaufsartikeln können auch die Unfallgefahren nicht unbeträchtlich sein, so vor allem für Verkäufer von Eisenwaren und Werkzeugen. Auch die Möglichkeit zu Vergiftungen ist gegeben. Bleierkrankungen haben sich beispielsweise beim Abfüllen von Bleifarben mehrfach ereignet, ebenso Schädigungen durch Benzol beim Umfüllen von Fässern.

Dem ganzen Gewerbezweig ist aber der Charakter des stehenden Berufes eigen, so daß Plattfußbildungen, das Auftreten von Krampfadern und Unterschenkelgeschwüren keine seltenen Erscheinungen sind, wie auch die Ergebnisse der Musterungsuntersuchungen früherer Jahre beweisen, wobei die Kaufleute wegen dieser Veränderungen in über dreifacher Höhe als der Durchschnitt militäruntauglich waren. Trotz entsprechender Verordnung findet man immer wieder, daß den Verkäufern keine Sitzgelegenheiten zur Verfügung stehen, um wenigstens in den Zeiten stillen Geschäftsverkehrs sich ausruhen zu können; hierdurch würde einer Ermüdung im allgemeinen vorgebeugt und das Auftreten der besonderen Schäden an den unteren Gliedmaßen verringert werden.

Ganz im Gegensatz hierzu steht die Gruppe der Büroangestellten, die einen ausgesprochenen Sitzberuf darstellt. In letzter Zeit ist gerade das Problem der Sitzgelegenheiten in gewerblichen Betrieben erörtert worden. Um die Ermüdung zu verringern und Nachteile des stehenden Berufes auszuschalten, ist man bestrebt, nach Möglichkeit Arbeitsverrichtungen im Sitzen ausführen zu lassen. Man darf aber hierbei nicht außer acht lassen, daß mit dem Sitzen allein das Ideal nicht erreicht ist, sondern daß auch die sitzende Tätigkeit geeignet ist, Körperschäden ungünstig zu beeinflussen bzw. sogar hervorzurufen. Früher war der vorherrschende Einrichtungsgegenstand eines Büros das Stehpult, welches durch Schaffung besonderer Sitzgelegenheiten zum ständigen Arbeitstisch des Schreibers gestaltet wurde. Die jedem bekannten Stühle, welche durch ihre Fußauflage und ihren durch eine Spindel verstellbaren Sitz bei allerdings fehlender zweckmäßiger Rückenlehne vielfach an neuzeitliche Sitzgelegenheiten erinnern, mußten nahezu jeden dazu zwingen oder verführen, eine groteske Haltung einzunehmen, so daß das Bild des kauernden Schreibers, das Witzblatt und Bühne gern übernahmen, ein der Wirklichkeit abgesehenes Bild ungesunder Verhältnisse gab und der Ausbildung von Wirbelsäulenverkrümmungen — dem Schreiberrücken — Vorschub leisteten. Heute sind die Stehpulte mehr oder weniger im Verschwinden begriffen, doch sollte man sie m. E. nicht ganz in Vergessenheit geraten lassen. Wenn sie auch nicht als ständiger Arbeitsplatz gutzuheißen sind, sollten doch Buchauslagen, die gelegentliches Nachschlagen erfordern, Adressenbücher, Telephonverzeichnisse, Kundenregister oder Hauptbücher, die einer gelegentlichen Einsicht bedürfen, auf ihnen ausgelegt werden, um auch dem ständig sitzenden Büroarbeiter Bewegung zu diesen Stellen zu geben und ihn zu zwingen von Zeit zu Zeit eine andere Körperhaltung einzunehmen. Auch bei laufenden Kassengeschäften können an ihnen kurze Notizen schnell erledigt werden. Von diesem Gesichtspunkt aus erscheint es auch unvorteilhaft, dem Büroangestellten jede andere Tätigkeit zu nehmen, welche ihn zum Verlassen seines Platzes veranlassen könnte, so das Zu- und Abtragen der Arbeitsstücke, welches vielfach durch besondere Transporteinrichtungen geschieht. Selbstverständlich sind bei weitverzweigten Betrieben derartige Anlagen unumgänglich, sie sollten aber, wenn das Wort der Rationalisierung seinem eigentlichen Sinn entsprechend auch auf vernunftgemäße Einrichtungen hinsichtlich der Gesunderhaltung aufgefaßt werden soll, für kleinere Transportwege von Tisch zu Tisch oder innerhalb eines Raumes vermieden werden. Durch die sitzende Tätigkeit am Schreibtisch ist der Körper gezwungen, eine besondere Haltung einzunehmen. Die Schultern sinken nach vorn, der Rücken wird gebeugt, so daß ungünstige Verhältnisse für eine genügende Durchblutung der Lungen gegeben sind. Es kommt wegen mangelnder Bewegung des Körpers überhaupt und der Bauchmuskulatur im besonderen zu einer Blutüberfüllung in den unteren Körperpartien, zur lähmenden Beeinflussung der Magen- und Darmtätigkeit, zur Bildung von Hämorrhoiden, während bei den Frauen die sitzende Arbeitsweise auch zu Gebärmutterkatarrhen führen soll. Vielleicht ist auch ein Einfluß der gebückten Haltung auf die Entstehung von Magengeschwüren nicht von der Hand zu weisen.

Der früher gefürchtete Schreibkrampf als Berufskrankheit der Büroangestellten hat für die heutige Zeit kaum noch Bedeutung und soll daher nur kurz erwähnt werden. Es handelt sich nach allgemeiner Ansicht um eine Erschöpfungsneurose, ausgelöst durch Störungen in jenen Gehirnzentren, welche den Schreibakt regulieren. Vorbedingungen zur Entstehung sind nervöse oder neurasthenische Störungen und Überanstrengungen, welche weniger durch lange Arbeitszeit oder Überstunden als durch eine ungeeignete Art des Schreibens und Verwendung ungeeigneter Schreibutensilien hervorgerufen werden. Vornehmlich werden solche Menschen betroffen, welche auf eine besonders schöne Handschrift Wert zu legen haben; es erkrankt daher nicht der Schlecht-, sondern der Schönschreiber. Da heute das handschriftliche Schönschreiben nur noch in geringem Umfange, z. B. bei Behörden für Dokumente usw., in Gebrauch ist, hat der Schreibkrampf auch nur für eine kleine Berufsgruppe Bedeutung. Damit Behafteten, die vielfach hätten ihren Beruf aufgeben müssen, ist durch die Einführung der Schreibmaschine die Möglichkeit gegeben, in ihrem alten Beruf weiterzuarbeiten.

Die Schreibmaschine gibt in der heutigen Zeit dem Bürobetrieb überhaupt sein Gepräge, Ihre Einführung hat zur Folge gehabt daß der frühere Schreiber, wenn er sich nicht auf die neue Methode umstellte, vielfach überflüssig wurde. Wegen der besonderen Eignung, die gerade das weibliche Geschlecht für die Bedienung der Schreibmaschine besitzt, sieht man männliche Angestellte in voller Berufsausübung kaum an der Schreibmaschine beschäftigt, sondern nur gelegentlich für kurze Arbeiten. Auch reine Maschinenschreiberinnen sind selten. Überwiegend ist die Zahl der Stenotypistinnen, die mit Aufnahme von Stenogrammen und Maschinenschreiben beschäftigt sind, und der Kontoristinnen, die neben Diktat und Übertragung noch Buchungs- und sonstige Arbeiten verrichten. Sowohl das Abschreiben als auch das Schreiben nach Diktat und die Stenogrammaufnahme selbst verlangen besondere Konzentration, was dort erschwert ist, wo mehrere in einem Raum zusammen arbeiten und sich durch das Maschinenklappern gegenseitig stören, oder wenn der Raum ein Durchgangszimmer ist. Je nach der Art der Tätigkeit sind auch besondere Kenntnisse des Stoffes, auch der Fremdsprachen erforderlich. Die körperliche Arbeit, welche bei dem Maschinenschreiben durch Bedienen der Schreibtasten und Verschieben des Schlittens zu leisten ist, ist durchaus keine geringe. Muskuläre Ermüdungserscheinungen der Rückenmuskulatur, bedingt durch die Arbeitshaltung, Nackenschmerzen, Kreuzschmerzen und ziehende Schmerzen in den Schultern und oberen Gliedmaßen sind nicht seltene Klagen. Auch bei Fertigung einer großen Anzahl von Durchschlägen sind Sehnenscheidenentzündungen zur Kenntnis gekommen.

Über gefühllose Fingerspitzen und Platzen der Haut an den Fingern wurde geklagt und diese Erscheinungen auf die Beschaffenheit der Tasten zurückgeführt, wenn sie mit Glasscheiben bedeckt sind. Es werden daher Elfenbein- und Hartgummitasten vorgezogen. Es sind auch Lärmschädigungen der Ohren behauptet worden, doch bedürfen diese Befunde bei der Kleinheit des Materials noch der besonderen Nachprüfung. Der vielfache Wechsel der Blickrichtung vom Konzept zur Maschine und die gebeugte Körperhaltung haben bei ausgesprochener Naharbeit sicher einen Einfluß auf die Verschlechterung bestehender Kurzsichtigkeit oder auch auf die Entstehung derselben, sodaß zweifellos der Anteil der Berufsausübung an der Kurzsichtigkeit nicht nur bei Maschinenschreiberinnen, sondern überhaupt bei dem Büropersonal nicht gering zu sein scheint; die Meinungen gehen gerade in diesem Punkt noch auseinander, da anscheinend ererbte Eigenschaften eine disponierende Rolle spielen.

Die hervorspringendste Erkrankung des Büropersonals aber ist die Nervosität. Für ihre Entstehung ist nicht die geistige Anstrengung des Berufs ausschlaggebend. Es spielen konstitutionelle Momente eine wesentliche Rolle, Allgemeinverhältnisse des Wirtschaftslebens, die Einstellung zur Arbeit und auch der Einfluß der Umgebung auf den Arbeitenden. Gerade das psychologische Moment darf nicht unterschätzt werden, da doch Arbeitsgebiete vorliegen, bei denen für die wenigsten das Erlebnis der persönlichen Leistung erhalten bleibt. Wenn der Verkehrslärm des Publikums, die Straßengeräusche, Ferngespräche, das Klappern der Maschinen anderer auf den unbeteiligten Büroarbeiter einwirken, ist die Auswirkung durch Reizung der Nerven erklärlich. Weiterhin bedeutet eine besondere Erschwerung der Arbeit die ungünstige Arbeitseinteilung, wenn häufig zum Schluß der Arbeitszeit schnell eine Reihe von Arbeiten aufgegeben wird, deren Erledigung mit allen Mitteln beschleunigt werden soll, so daß gerade bei bereits eingetretener Ermüdung angespannteste Arbeitsleistung und Aufmerksamkeit verlangt werden. So ist es nicht verwunderlich, wenn, wie im allgemeinen in der industriellen Arbeiterschaft und auch im Privatleben eine Zunahme der Nervosität beobachtet wird, auch der Beruf der Büroangestellten einen geeigneten Boden hierfür abgibt, noch dazu, wenn die Freizeit nicht der zweckmäßigen Erholung gewidmet wird. Zahlenmäßig kommen diese Erscheinungen in den Krankenstatistiken schon zum Ausdruck, doch muß mit einer viel größeren Krankheitszahl gerechnet werden, wenn auch die Fälle herangezogen würden, welche nicht zur Arbeitsunfähigkeit führen, oder überhaupt nicht ärztlichen Rat aufsuchen, und das sind die meisten.

Immer weiteren Eingang in größeren Bürobetrieben finden auch andere Bürohilfsmaschinen. An erster Stelle wären die Rechenmaschinen zu nennen, welche für den Angestellten eine wesentliche Erleichterung bedeuten und von keinem gern gemißt werden möchten.

Anders dagegen die Buchungsmaschinen, welche die kompliziertesten Buchungsmethoden ausführen, aber mit der Leistungsfähigkeit der Maschine steigende Anforderungen an das Bedienungspersonal stellen. Diese Arbeiten erfordern höchste Konzentration. Klagen über Ermüdung und nervöse Erschöpfung sind die immer wiederkehrenden Beschwerden der an diesen Maschinen Arbeitenden. Manche Maschinen, deren Kontrollziffern sehr klein sind, bedeuten außerdem eine starke Belastung der Augen. Wie bei der Schreibmaschinenarbeit ist auch hier das Ausmaß der körperlichen Arbeit nicht selten hoch, sodaß schwere Buchungsmaschinen nur von männlichen Angestellten bedient werden sollten. Die Arbeit an den Buchungsmaschinen wird zwar von dem intelligenten sowohl wie dem anspruchslosen und dem mittelmäßigen Angestellten anders beurteilt und empfunden; im allgemeinen sollte doch darauf gesehen werden, daß die Monotonie der Arbeit unterbrochen wird, daß nur für Stunden an den Buchungsmaschinen gearbeitet wird, daß in der Zwischenzeit Ablese- oder andere Büroarbeiten, Vorbereitungsarbeiten für Maschinenbuchungen usw. verrichtet werden, wie dies zweckmäßig schon von einigen einsichtigen Firmen durchgeführt wird. Bezeichnend aber ist die einmütige Erklärung aller an den Buchungsmaschinen Arbeitenden, daß sie nicht wieder zur vollständigen Handbuchung zurückkehren möchten, da eine Reihe lästiger Arbeiten, Spaltenadditionen und Aufsuchen von Buchungsfehlern beseitigt wird. Die Arbeit wird also dem Angestellten andererseits sehr erleichtert, die Maschine macht ihn aber nicht entbehrlich, so daß die Bezeichnung „eiserner Buchhalter" für die Buchungsmaschine nicht ganz zutreffend ist.

Eine besondere Verletzungsmöglichkeit, die für die Büroangestellten in Betracht käme, ist die durch den Tintenstift. Mehrfache Veröffentlichungen in der jüngsten Zeit zeigen, daß derartige Verwundungen besondere Aufmerksamkeit verdienen, da vermutlich durch einen Anilinfarbstoff, das Methylviolett, eine fortschreitende Gewebszerstörung einsetzen kann, welche chirurgische Eingriffe mehrfach notwendig machte.

Auch die Infektionsmöglichkeit kann bei kaufmännischen- und Büroangestellten, die einem regen Publikumsverkehr ausgesetzt sind, mitunter nicht unbedeutend sein. So wurde von dem Leiter einer Krankenkasse mitgeteilt, daß durch Kranke oder Familienangehörige derselben, welche die Kassenlokale aufsuchten, die Büroangestellten eine gehäufte Anfälligkeit für Infektionskrankheiten zeigten, was zur Schaffung besonderer Einrichtungen Anregung gab. Durch Aufstellen von Glaswänden, welche zur Abfertigung des Publikums an zweckentsprechenden Stellen unterbrochen sind, wurde der notwendige Schutz der Angestellten erreicht; hierdurch wird aber der Charakter des offenen Schalterverkehrs gewahrt, eine nachteilige Behinderung tritt nicht ein, insbesondere auch nicht eine Verringerung des günstig einfallenden Tageslichtes.

Ganz im Gegensatz zu den beiden vorbehandelten Gruppen steht die der Reisenden. Sie sind ganz anderen Berufsbedingungen unterworfen. Sie sind den Unbilden der Witterung in erhöhtem Maße ausgesetzt und den Erschwernissen der Lebensführung, die ein ständiger Wechsel des Aufenthaltsortes mit sich bringt, sowohl durch Benutzung von Verkehrsmitteln als auch bezüglich einer geregelten Ernährung. Die Unterhaltung von Geschäftsbeziehungen einerseits und das Leben in Gaststätten andererseits bedingen einen erhöhten Alkoholgenuß; Erkältungskrankheiten, Krankheiten der Bewegungsorgane, Muskel- und Gelenkrheumatismus sind vorherrschend.

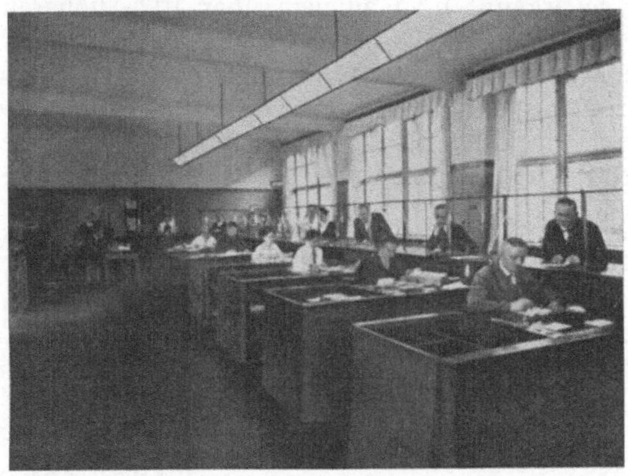

Abb. 1. Betriebskrankenkasse der A.E.G.-Berlin.

Die Grundlagen der Ernährung insbesondere des Arbeiters im Zusammenhang mit den Fragen der Fabrikspeisung waren besonderer Verhandlungsstoff der vorjährigen Jahreshauptversammlung. Es dürfte daher angebracht sein, das einmal geweckte Interesse durch ein weiteres Eingehen auf die Ernährungsfrage der kaufmännischen Angestellten zu verstärken.

Da größere Erhebungen darüber bisher nicht vorlagen, hatte sich der Deutschnationale Handlungsgehilfenverband entschlossen, für das Kalenderjahr 1926 mehrere Hundert Mitglieder mit der Führung von Wirtschaftsbüchern zu beauftragen, von denen 290 zur Auswertung kamen. Ein glücklicher Zufall will es, daß in Hamburg, wie bereits in früheren Jahren, so auch für das Jahr 1926 großzügige Untersuchungen, welche sich auf nicht weniger als 300 Haushaltungen der Arbeiter und des Mittelstandes erstreckten, durchgeführt wurden, so daß ein gutes Vergleichsmaterial gegeben ist; hierbei wurden u. a. 24 kaufmännische Angestelltenfamilien erfaßt, mit denen 146 Arbeiterfamilien verglichen werden können.

Tabelle 5. Prozentuale Verteilung der Ausgaben zur Befriedigung der einzelnen Lebensbedürfnisse.

	146 Arbeiter	24 kaufm. Angestellte	Erhebungen des DHV.
Nahrungs- und Genußmittel . .	44,91	34,31	33,10
Kleidung, Wäsche, Schuhwerk .	10,55	11,30	11,81
Wohnung und Hausrat	13,76	14,35	14,95
Heizung und Beleuchtung . . .	4,12	4,56	3,92
Sonstiges	26,66	35,48	36,22

Stellt man die einzelnen Ausgaben für die Lebensbedürfnisse gegenüber, so erkennt man an dem über 10% höheren Anteil für Nahrungs- und Genußmittel beim Arbeiter das Bestreben, wegen der physischen Anstrengung des Berufes auf eine Befriedigung des Ernährungsbedürfnisses in aller erster Linie Wert zu legen, während bei dem Kaufmannsgehilfen als Mitglied eines gehobenen Berufsstandes ein größerer Prozentsatz für kulturelle Güter aufgewendet wird.

Tabelle 6. Ausgaben für Lebensmittel in Reichsmark.

Für	146 Arbeiter	24 kaufmännische Angestellte	290 kaufm. Angestellte des DHV.
Fleisch und Fleischwaren	339,11	250,88	340,85
Fische	30,63	30,38	22,70
Butter	79,95	135,45	129,89
Fette (pflanzliche Fette, Margarine, Schmalz)	103,02	64,78	50,02
Eier	63,06	55,07	62,70
Milch	120,05	124,52	134,30
Käse	47,56	33,45	29,57
Brot, Backwaren, Mehl, Nährmittel . . .	264,96	259,60	285,59
Kartoffeln	48,04	45,41	38,17
Gemüse	56,74	61,61	56,35
Obst und Früchte	69,20	72,71	59,48
Sonstige Nahrungs- und Genußmittel . .	186,97	266,99	220,91
Lebensmittel insgesamt	1409,29	1400,85	1430,53

Da die Gesamtausgaben für die Ernährung zufällig ungefähr übereinstimmen, läßt sich durch Gegenüberstellung der tatsächlichen Ausgaben für die einzelnen Nahrungsmittelbestandteile die Wertschätzung der einen oder anderen Art feststellen. Beachtenswert ist bei den Kaufmannsgehilfen die Bevorzugung der Butter vor der Margarine und der geringe Käse- und Kartoffelverbrauch. Wesentliche Differenzen bestehen zwischen den Hamburger Erhebungen über die kaufmännischen Angestellten und denen des Deutschnationalen Handlungsgehilfenverbandes in den Ausgaben für Fleisch und Fleischwaren.

Folgen wir der physiologischen Auswertung, wie sie v. Tyszka über das Hamburger Material mitteilt, so ergibt sich als Nährwert der von einer Vollperson täglich verbrauchten Nahrungsmittel, nach tierischen und pflanzlichen getrennt, folgende Aufteilung:

Tabelle 7. Die Nährwerte der von einer Vollperson täglich verbrauchten Nahrungsmittel.

Berufe	Nahrungsmittel	Eiweiß		Fett		Kohlehydrate		Kalorien	
		g	%	g	%	g	%	abs.	%
Arbeiter (146 Familien)	Tierische .	41,32	55,80	100,19	93,32	17,07	4,27	1190	40,53
	Pflanzliche	32,73	44,20	7,17	6,68	382,25	95,73	1746	59,47
	Insgesamt .	74,05	100	107,36	100	399,32	100	2936	100
Kaufm. Angest. (24 Fam.)	Tierische .	35,19	53,63	88,33	93,89	18,70	5,09	1059	40,01
	Pflanzliche	30,43	46,37	5,75	6,11	348,57	94,91	1588	59,99
	Insgesamt .	65,62	100	94,08	100	367,27	100	2647	100
Zusammen 300 Familien	Tierische .	41,69	55,88	101,25	93,62	19,08	4,71	1219	41,58
	Pflanzliche	32,92	44,12	5,20	6,38	385,74	95,29	1713	58,42
	Insgesamt .	74,61	100	106,45	100	404,82	100	2932	100

Die Beantwortung der am meisten interessierenden Frage, ob die Ernährung der untersuchten Familien den Anforderungen, die in physiologischer Hinsicht zu stellen sind, genügt, ist durchaus nicht leicht, insofern, als es einen allgemein anerkannten Normalbedarf sowohl an den einzelnen Nährwerten als auch der Kalorienzahl nach nicht gibt. Denn sie richten sich nach dem Geschlecht, Alter, Gewicht und vor allem auch nach der Beschäftigung und Tätigkeit, der Art der Arbeit der betreffenden Person. Der körperlich schwer Arbeitende braucht viel Kalorien, der angestrengt geistig Tätige, wie auch der Büroarbeiter, dessen Tätigkeit im wesentlichen geistiger Natur ist, bedarf bei einer geringeren Kalorienzahl einer erhöhten Eiweißzufuhr. Hierauf hat in letzter Zeit besonders Kestner in mehreren Arbeiten, u. a. auch in der von ihm in Gemeinschaft mit Knipping und dem Reichsgesundheitsamt herausgegebenen Broschüre „Die Ernährung des Menschen“ aufmerksam gemacht. Die Notwendigkeit, bei überwiegend geistiger Arbeit eine zwar weniger kalorienhaltige, aber stark eiweißhaltige Kost zu sich zu nehmen, beruht darauf, daß bei geistiger Arbeit keine nennenswerte Steigerung der Verbrennung stattfindet, wohl aber andere bedeutende physiologische Vorgänge im Körper stattfinden, denen durch die Ernährung Rechnung getragen werden muß. Denn zur Bekämpfung der mit geistiger Arbeit verbundenen Zunahme des Phosphorsäuregehaltes des Blutes kommt nur Eiweiß, und zwar in der Hauptsache Fleisch- und Milcheiweiß in Frage. Nun enthalten freilich sämtliche Nahrungsmittel Eiweiß, die vegetabilischen aber in so geringen Mengen im Verhältnis zu ihrem Volumen, daß bei vorwiegend geistiger Tätigkeit von diesen Nahrungsmitteln zur Deckung des notwendigen Eiweißbedarfes eine überreichliche, Magen und Darm schädigende Menge aufgenommen werden müßte. So hat z. B. Kestner berechnet, daß, wenn die Aufnahme von 100 g Eiweiß (nach Veit, Rubner u. a.) als normal angesehen würde, bei Genuß von Fleisch diese Menge aus 500 g, von Eiern aus 1100 g, von Kartoffeln dagegen aus 5000 g und von grobem Brot sogar aus 7500 g bezogen werden müßte. Selbst wenn berücksichtigt wird, daß nicht erwachsene männliche Personen, sondern sog. „Vollpersonen" (unter „Vollperson" ist jede erwachsene männliche und weibliche Person, ferner jedes Kind über 11 Jahre und 2 Kinder bis zu 11 Jahren verstanden) zugrunde gelegt sind, blieb die Eiweißzufuhr bei den kaufmännischen Angestellten mit nur 65,62 g hinter den zu stellenden Anforderungen zurück.

Im Gegensatz zu der ungünstigen Eiweißzufuhr war der Fettverbrauch mit 94 g pro Tag ein sehr reichlicher; er überstieg damit den als normal angesehenen Bedarf (60 g) bei weitem. Diese starke Fettzufuhr auch in anderen Berufsgruppen scheint aber eine Folge des maritimen Klimas Hamburgs zu sein, da auch in der Vorkriegszeit der Fettverbrauch der Hamburger Familien ein den Durchschnitt weit übersteigender war. Dagegen blieb wieder der Kohlehydratgehalt der Nahrung mit rund 367 g hinter dem als normal anzusehenden Bedarf (500 g) zurück. Auch der Kaloriengehalt der Nahrung mit rund 2650 erreichte nicht den Normalbedarf (3200).

Die geringe Eiweißzufuhr erscheint, wie von Tyszka ausführt, nicht ganz unbedenklich, da eine ungenügende Stickstoffzufuhr schädigende Einwirkungen auf den Körper wie den Geist habe, die in einer mangelnden Lust zur Betätigung und damit wohl auch zur Arbeit zum Ausdruck kämen. Die Schwere der Zeit, insbesondere im Vergleich zu gleichartigen Erhebungen des Hamburger Statistischen Amtes 1907 träte hier deutlich zutage. Die Einnahmen seien nicht groß genug, um sowohl an den Kulturerrungenschaften unserer Zeit voll teilzunehmen, wie auch nicht hinreichend, sich mit den im Preise stark erhöhten Eiweißträgern zu ernähren. Und da auf die Anteilnahme an den Gütern der Kultur nicht verzichtet werden will und soll, bliebe nichts anderes übrig, als die Ernährung einzuschränken.

Soweit über die Erhebungen und die statistische Auswertung, wobei aber berücksichtigt werden muß, daß es sich hier um Familienuntersuchungen handelt und nicht um die Ernährung des einzelnen, daß sowohl die Größe der Familien als auch die Zahl der Vollpersonen einen Einfluß auf den Verbrauch an Nährwerten hat.

Wie aber tatsächlich die Ernährung der kaufmännischen- und Büroangestellten in Verbindung mit der beruflichen Tätigkeit vor sich geht, zeigen die Erfahrungen, die man immer wieder machen kann. Aus Mangel an Zeit und Gelegenheit wird nur in den seltensten Fällen eine warme Mahlzeit eingenommen, die in bezug auf Qualität und Quantität den physiologischen Bedürfnissen des Körpers Rechnung tragen dürfte. Vorwiegend ist noch immer die

Ernährung mit mehr oder weniger belegten Broten. Oft muß eine vollkommen einseitige Ersatznahrung in Form von Schokolade und Kuchen hinreichen, wobei beim Fehlen von Erholungspausen die nötige Spannkraft durch aufpeitschende oder umstimmende Mittel, wie durch Kaffee und Nikotin, gesucht wird.

Die Berufsarbeit als solche schafft dem Körper Ermüdung, wobei nicht unberücksichtigt bleiben darf, daß die Wege von und zur Arbeitsstätte oft mit großen Beschwernissen verbunden sind, besonders in Großstädten, wo in überfüllten Transportmitteln lange Anwege zurückzulegen sind. Kommen zu diesen Dingen noch schlechte Gewohnheiten hinzu, durch unzweckmäßiges Verbringen der Freizeit, Besuch von Tanzlokalen, Kaffeehäusern, Kinos und sonstigen aufreizenden, aber nicht entspannenden oder erholenden Stätten, so sind Dauerschädigungen des Organismus unausbleiblich.

Wenn es schon nicht möglich ist, ererbte körperliche und geistige Fähigkeiten, die unseren Entwicklungsgang bestimmen, zu verbessern, kann doch durch eine entsprechende Lebensführung die Entwicklung der vorhandenen Anlagen gefördert werden. Auch der Konstitutionsschwache vermag seinen Beruf gerade als kaufmännischer- oder Büroangestellter ohne weiteres auszufüllen, wenn er sich von Ausschweifungen fernhält und nach der beruflichen Arbeit die Freizeit der Erholung widmet. Wichtig ist ein genügendes Maß von Schlaf, die Möglichkeit des Ersatzes der Körperkräfte durch eine zureichende Ernährung und Schaffung eines Ausgleiches gegen die oft uninteressante Berufsarbeit. Diese Abwechslung kann sowohl Beschäftigung mit Musik, Kunst und Literatur, je nach Neigung, bringen, wobei es wesentlich bleibt, daß eben die Freizeit mit Dingen erfüllt wird, die neben der Freude, die sie bringen, auch einen direkten Nutzen zu stiften imstande sind (Hoske).

Hier können auch sinnvolle Leibesübungen Gutes tun. Diese Leibesübungen dürfen aber nicht im Sinne des Sportes aufgefaßt werden, welcher Höchstleistungen zu erringen sucht und einerseits große Anstrengungen des Körpers verlangt. Für den körperlich schwer arbeitenden Industriearbeiter bedeutet diese Art der Leibesübungen eine Fortsetzung der Muskelarbeit. Die Propaganda dieses Sportgedankens erscheint daher in diesen Kreisen bedenklich. Andererseits muß man sich auch hüten, als Ausgleich für die im Sitzen oder Stehen ausgeführte mehr oder weniger geistige Tätigkeit der Büro- und kaufmännischen Angestellten diesen Sport sozusagen als Ausgleich gegenüber der mangelnden Körperbewegung im Beruf zu empfehlen.

Richtig ist es, Körperbewegung zu schaffen, die der Leistungsfähigkeit des Körpers angepaßt ist und dem physiologischen Bedürfnis des Körpers Rechnung trägt. Bewegung im Freien in Form einfacher Spaziergänge, Wanderfahrten, turnerische Spiele und Schwimmen schaffen Möglichkeiten einer genügenden Körperbewegung. Sie sind jedem ohne große Mittel zugänglich und erfordern keine Vereinsangehörigkeit. Durch die enge Berührung mit der Natur werden Eindrücke gewonnen, die Entspannung und Erholung bringen. Sonne, Luft und Wasser schaffen Reize für den Körper, die den Stoffumsatz fördern und somit dem Körper dienlich sind.

Turnerische Spiele, die in der Gymnastik ihren vollendetsten Ausdruck finden, werden von den weiblichen Berufsangehörigen bereits um ihrer selbst willen aus Neigung und Freude daran betrieben. Denn Gymnastik sieht ihre Aufgabe nicht im Ausgleich der im Beruf einseitig oder übermäßig beanspruchten Kräfte des menschlichen Körpers, sondern in der Belebung des gesamten Organismus in der Einheit seiner körperlichen, seelischen und geistigen Kräfte. Nach den Mitteilungen des Deutschen Gymnastikbundes zeigt die hohe Zahl der weiblichen Büroangestellten, welche Gymnastik treiben, in erfreulicherweise dieses Bestreben an. Von den 20000 Angestellten (unter 45000 berufstätigen weiblichen Gymnastiktreibenden des Verbandes) waren über 11000 Büroangestellte und fast 4500 Ladenangestellte. Die sog. „Ausgleichsgymnastik", die für kurze Zeit am Tage vor Beginn der Berufsarbeit, in der Zwischenzeit oder im Anschluß an diese in einzelnen Betrieben Eingang gefunden hat, kann natürlich in keiner Weise vollgültigen Ersatz leisten. Sie kann höchstens eine Anregung bedeuten und von diesem Standpunkt aus empfohlen werden.

Auch die Wochenendfreizeit muß in diesem Zusammenhang erwähnt werden. Sie gibt ausgedehntere Erholungsmöglichkeiten als ein freier Sonntag. Gerade einem großen Teil unserer Berufsgruppe, nämlich dem Ladenpersonal, bringt die Ausführung dieses Gedankens gewisse Schwierigkeiten, doch kann auch hier bei verständnisvoller Zusammenarbeit zwischen Arbeitgeber und Arbeitnehmer Gutes erreicht werden. So erfuhr ich, daß ein bekanntes Berliner Kaufhaus trotz der erhöhten Anforderungen, die der Sonnabend an den Betrieb stellt, es einem Drittel der Angestellten wechselweise ermöglicht, alle drei Wochen wenigstens ein volles Wochenende zu verbringen.

Den Jugendlichen aber, welche in den Beruf eintreten und in der Periode des Wachstumsalters durch die Berufsarbeit neue Lebensbedingungen finden, muß die besondere Fürsorge gelten; ihnen muß ausreichende Möglichkeit gegeben werden, sich erholen zu können. Vom ärztlichen Standpunkt aus bedarf daher auch die Bemessung des Urlaubs einer besonderen Beachtung. Er müßte nicht nach dem Lebens- oder Berufsalter und der Höhe des Einkommens geregelt werden, sondern müßte den Bedürfnissen entsprechend gerade den Jugendlichen in ausgedehnterem Maße zugute kommen, welche soeben die Schule mit langen Ferien- und Freizeiten verlassen haben.

Auch die tägliche Arbeitszeit muß so gelegt werden, daß Erholungspausen von mindestens einstündiger Dauer die Arbeitszeit unterbrechen.

Die Forderungen, welche ärztlicherseits zur Gesunderhaltung der kaufmännischen und Büroangestellten zu erheben wären, bewegen sich demnach in gleicher Richtung wie die, welche auch für den gewerblichen Arbeiter gelten: zweckmäßige Gestaltung des Arbeitsplatzes und Gerätes, des Arbeitsraumes, Wechsel in den Arbeitsverrichtungen, Regelung der Arbeitszeit unter Berücksichtigung der Pausen und des Urlaubs, Schaffung von Erholungsstätten am Arbeitsort selbst, Bereitstellung von warmen Speisen und Getränken, Aufenthalts- und Ruheräumen. Diese Wohlfahrtseinrichtungen sollten aber nicht so weit ausgedehnt werden, wie es in Amerika bereits der Fall ist, daß in einem Warenhaus für das weibliche Personal besondere Rauchzimmer (smoking rooms) geschaffen wurden. Bereitstellung von Waschgelegenheiten und Aborten sollte eine selbstverständliche Pflicht jedes Arbeitgebers sein, doch sieht man gerade in den besprochenen Betrieben äußerst dürftige Einrichtungen, in vielen Fällen ist überhaupt keine Vorsorge in dieser Beziehung getroffen. Jede hygienische Einrichtung wird ihren Zweck um so eher erfüllen, als gerade diese Berufsgruppe hierfür sehr empfänglich ist.

Eine gute Berufsausbildung ist auch in gesundheitlicher Beziehung von besonderem Wert; ich nenne nur die Erlernung des sog. Blindschreibens an der Schreibmaschine durch das 10-Finger-System und die Debattenkurzschrift. Wenn neben der natürlichen Berufsauslese eine künstliche treten könnte, wäre ein Idealzustand geschaffen, wenn also Arzt, Psychotechniker und Praktiker zusammenwirkten. Doch bleibt es dahingestellt, ob derartige Forderungen praktischen Wert haben, zumal die Eignungsprüfungen die wichtigen Komponenten der Anlernung und Übung außer acht lassen müssen, so daß erst die Berufsbewährung die richtige Beurteilung zuläßt.

Literaturverzeichnis.

Beck: Das Alter der Angestellten in Deutschland nach den Ergebnissen der Berufszählung von 1925. Soz. Prax. **1930**, H. 20.

Chajes: Die Krankheiten der Handelsangestellten. In Weyl: Handbuch der Arbeiterkrankheiten. — Grundriß der Berufskunde und Berufshygiene.

Czech: Das Handelsgewerbe. In Gottstein, Schlossmann u. Teleky: Handbuch der sozialen Hygiene II.

Deiters: Die Lebenshaltung der deutschen Angestellten. Sozialwiss. Rdsch., Beil. z. d. ärztl. Mitt. **1927**, Nr 45.

Fuykschot: 4. Internationaler Kongreß, München. Mitt. internat. Bundes christl. Angestelltenverb.

Hilker: Wer treibt Gymnastik? Gymnastik **1930**, H. 5/6.

Hoske: Arbeit und Erholung im Lehrlingsalter. 2. Schriftenreihe d. D.H.V.

Krüger, Elisabeth: Gesundheitsverhältnisse der Maschinenschreiberinnen. Sonderfragen des Arbeiterschutzes 1925 (auf Grund der Jahresberichte der Gewerbeaufsichtsbeamten).

Lehmann: Arbeits- und Gewerbehygiene.
Löwy: Klinik der Berufskrankheiten, S. 218/221.
Opitz: Die Gesundheitsverhältnisse einiger Berufe mit besonderer Berücksichtigung der ärztlichen Berufsberatung. Veröff. Med.verw. H. 95.
Teleky: Die Krankheitsstatistik der rheinischen Krankenkassen. Beil. z. Reichsarbeitsbl. **1929**, Nr 9, T. IV.
Tyszka, von: Lebenshaltung und Ernährungslage der Arbeiter und des Mittelstandes in der Gegenwart. Sozialwiss. Rdsch., Beil. z. d. ärztl. Mitt. **1929**, Nr 15.
Statistisches Jahrbuch für das Deutsche Reich **1929**.

Hygiene im Büro und im kaufmännischen Betriebe vom technisch-betriebsorganisatorischen Standpunkt.

Von Ministerialrat Dr.-Ing. Kremer, Berlin.

Mit 17 Textabbildungen.

Gesetzliche Bestimmungen. — Arbeitszeitverhältnisse. — Bauliche Anlage der Büros. — Belichtung, Heizung, Lüftung. — Innere Einrichtung der Räume. — Arbeitsplatz, Arbeitsstuhl, Sitzgelegenheit. — Arbeitsplatzbeleuchtung. — Schreibmaschinen. — Rechen- und Buchhaltungsmaschinen. — Wasch- und Aufenthaltsräume. — Unfallgefahren.

Die Gesetzgebung der Vorkriegszeit enthielt nur wenige Bestimmungen über den Arbeitsschutz der Angestellten. Für die in den kaufmännischen Büros und im Großhandel beschäftigten Angestellten gab es öffentlich-rechtliche Arbeitsschutzvorschriften überhaupt nicht. Es hatte sein Bewenden bei den zivilrechtlichen Bestimmungen des § 618 des Bürgerlichen Gesetzbuches und des § 62 des Handelsgesetzbuches, nach denen der Arbeitgeber verpflichtet ist, den Betrieb so einzurichten, daß die Arbeitnehmer gegen Gefahren für Leben, Gesundheit und Sittlichkeit soweit geschützt sind, wie es die Eigenart des Betriebes zuläßt. Während nach den erwähnten Vorschriften des Bürgerlichen Gesetzbuches dem Arbeitgeber die Regelung des Arbeitsschutzes vollkommen überlassen ist und die zivilrechtliche Haftung lediglich im Schadensfalle eintritt, gehen dagegen die Bestimmungen des Handelsgesetzbuches weiter; in ihnen ist eine einklagbare Verpflichtung zur Herstellung der Einrichtungen festgelegt, die zum Schutze der Arbeitnehmer erforderlich sind.

Öffentlichrechtliche Bestimmungen bestanden lediglich für offene Verkaufsstellen in den auch heute noch geltenden Vorschriften des § 139g und h der Reichsgewerbeordnung, nach denen die Polizeibehörden im Einzelfalle die erforderlichen Anordnungen treffen können, und nach denen durch die Reichsregierung, die Landeszentralbehörden oder die Polizeibehörden auch allgemein geltende Verordnungen zur Durchführung des Arbeitsschutzes erlassen werden können. Die einzige Verordnung, die auf Grund dieser Bestimmung ergangen ist, ist die bekannte Verordnung vom 28. November 1900 über die Einrichtung von Sitzgelegenheit für Angestellte in offenen Verkaufsstellen[1]. Es sei aber nochmals betont, daß diese Bestimmungen auf Bürobetriebe und auf den Großhandel keine Anwendung finden.

Bezüglich des Arbeitszeitschutzes lagen die Verhältnisse nicht anders. Arbeitszeitbeschränkungen waren für Angestellte, und zwar für männliche und für weibliche, nur in den heute überholten Bestimmungen des § 139c der Gewerbeordnung über offene Verkaufsstellen gegeben, durch die eine ununterbrochene Ruhezeit von 10—11 Stunden und eine angemessene Mittagspause vorgeschrieben war. Allerdings brachten auch die früheren Vorschriften über den Ladenschluß (§ 139e der Gewerbeordnung) eine mittelbare Arbeitszeitbeschränkung mit sich.

Die Gründe, weshalb die kaufmännischen Betriebe in der Gesetzgebung so wenig beachtet wurden, mögen zum Teil in der geringen Zahl der in früheren Jahren beschäftigten Angestellten gelegen haben, zum Teil auch in der Annahme, daß die Angestellten nicht in dem gleichen Maße schutzbedürftig seien wie die gewerblichen Arbeiter. Es muß aber in Betracht gezogen werden, daß sich in den letzten 30 Jahren die Zahl der Angestellten auf das Sechsfache vermehrt hat. Besonders hat hierbei die Zahl der weiblichen Angestellten zugenommen. Daß aber auch ein Schutz der Angestellten erforderlich war, zeigte sich schon aus den Berichten der Kommission für Arbeiterstatistik, die im Jahre 1900 den Anlaß zur Regelung des Ladenschlusses gaben, um den Mißständen der überlangen Arbeitszeit vorzubeugen.

Vom Jahre 1918 an nahm sich die Gesetzgebung in stärkerem Maße des Schutzes der Angestellten an, indem sie in der bekannten Verordnung über die Regelung der Arbeitszeit der Angestellten während der Zeit der wirtschaftlichen Demobilmachung vom 18. März 1919[2] für Angestellte die tägliche Arbeitszeit grundsätzlich auf 8 Stunden beschränkte und bestimmte, daß bei mehr als sechsstündiger Arbeitszeit eine halbstündige Pause zu gewähren ist, die aber auf mindestens ein und eine halbe Stunde verlängert werden muß, falls der Arbeitsschluß nach 4 Uhr nachmittags liegt und der Angestellte die Hauptmahlzeit außerhalb des Betriebes einnimmt. Außerdem wurde eine ununterbrochene Ruhezeit von 11 Stunden nach Beendigung der Arbeitszeit gesetzlich festgelegt. Die Bestimmungen über den Achtstundentag wurden allerdings durch die Verordnung über die Arbeitszeit vom 21. Dezember 1923[3] und die Arbeitszeitnotverordnung vom 14. April 1927[4] dahin abgeändert, daß an 30 Tagen im Jahre und außerdem unter gewisser Voraussetzung durch tarifliche Vereinbarung oder durch behördliche Ge-

[1] Reichsgesetzblatt 1900, S. 1033.
[2] Reichsgesetzblatt 1919, S. 315.
[3] Reichsgesetzblatt 1923, Teil I, S. 1249.
[4] Reichsgesetzblatt 1927, Teil I, S. 110.

nehmigung eine Verlängerung der Arbeitszeit erfolgen kann, jedoch mit der Einschränkung, daß die Zulässigkeit von Mehrarbeit über 10 Stunden hinaus von dem Vorliegen dringender Gründe des Gemeinwohles abhängig ist. Der Ausfall von Arbeitsstunden an einzelnen Werktagen kann durch Überarbeit an den übrigen Werktagen der gleichen oder der folgenden Woche ausgeglichen werden.

Der Ladenschluß wurde für die Zeit von 7 Uhr abends bis 7 Uhr morgens festgesetzt. Die Sonntagsruhe der Angestellten wurde durch die Verordnung über die Sonntagsruhe im Handelsgewerbe und in Apotheken vom 5. Februar 1919[1] geregelt.

Eine besondere Arbeitsaufsicht besteht für das Handelsgewerbe nicht; den Beamten der allgemeinen Gewerbeaufsicht ist lediglich die Aufsicht über die Durchführung der Arbeitszeitbestimmungen und des Ladenschlusses übertragen[2], nicht aber die Aufsicht über die Durchführung des übrigen Arbeitsschutzes. Hierin den erforderlichen Wandel zu schaffen, ist Aufgabe des kommenden Arbeitsschutzgesetzes, das den Angestellten allgemein den öffentlichrechtlichen Betriebsschutz und eine sachkundige Arbeitsaufsicht bringen soll.

Nach diesem kurzen Überblick über die auf dem Gebiete des Arbeitsschutzes bestehenden gesetzlichen Bestimmungen muß zunächst betrachtet werden, wie es in der Wirklichkeit mit ihrer Durchführung aussieht.

Was die Arbeitszeit angeht, so muß zwischen den Büros und den offenen Verkaufsstellen unterschieden werden. In den Büros wird, soweit sie nicht in unmittelbarem Zusammenhang mit der Warenerzeugung und der Güterverteilung stehen, insbesondere in den Großstädten vielfach in sogenannter englischer Arbeitszeit gearbeitet, z. B. von 8 Uhr vormittags bis $4^1/_2$ Uhr nachmittags mit einer halbstündigen Mittagspause; wird an den Samstagen die Arbeitszeit verkürzt, so wird an den fünf übrigen Wochentagen die Arbeitszeit entsprechend ausgedehnt. In Großstädten mit Anmarschwegen von durchschnittlich einhalb bis einstündiger Dauer — in Berlin haben etwa 60% der Arbeitnehmer einen Anmarschweg von einer Stunde und darüber — bedeutet dies bei normaler Arbeitszeit ein Fernsein von Hause von zehn- bis elfstündiger Dauer. Ganz hinfällig wird aber der Segen der sogenannten durchgehenden Arbeitszeit, wenn von der gesetzlichen Möglichkeit der Überarbeit Gebrauch gemacht wird; alsdann müssen vielfach zehnstündige Arbeitszeiten mit nur kurzen Pausen geleistet werden.

Bei geteilter Arbeitszeit ist im allgemeinen mit einem Arbeitsschluß um 7 Uhr abends zu rechnen. Die Pausen dauern dann meist insgesamt zwei Stunden und werden in verschiedener Weise auf die

[1] Reichsgesetzblatt 1919, S. 176.

[2] § 16 u. 17 der Angestellten-Arbeitszeitverordnung (vgl. S. 4 Fußnote 2).

Arbeitszeit verteilt. Bei der Leistung gesetzlich zulässiger Überarbeit, von der unter anderem bei Abschlußarbeiten reichlich Gebrauch gemacht wird, ist aber für die Angestellten, welche die Mittagspause nicht zu Hause zubringen können, mit einer zwölfstündigen Anwesenheit im Betriebe, einschließlich der Pausen zu rechnen; dazu kommen noch die Anmarschwege. Daß aber auch in vielen Fällen in großem Umfange unerlaubte Überarbeit verlangt wird, zeigen z. B. die Berichte der preußischen Gewerbeaufsichtsbeamten und Bergbehörden für das Jahr 1925, in denen angeführt wird, daß im Bankgewerbe mehrere Wochen hindurch von morgens früh bis 1 Uhr nachts gearbeitet wurde und daß in den Großhandelsgeschäften der Berliner Damenkonfektion die Angestellten — und zwar auch weibliche und jugendliche — an den Ablieferungstagen zu Aufrechnungsarbeiten bei zwölf- bis vierzehnstündiger Arbeitszeit bis gegen 12 Uhr nachts beschäftigt wurden. Auch regelmäßige Nachtschichten weiblicher Angestellter kommen nach den gleichen Berichten vor, und zwar u. a. in Lebensmittelgroßhandlungen, deren Expeditionen durchgehenden dreischichtigen Betrieb haben.

Schwieriger als in den Büros ist die Regelung der Arbeitszeit in den offenen Verkaufsstellen, die sich bekanntlich nach dem Bedürfnis des kaufenden Publikums richten müssen. Werden die Geschäfte um 9 Uhr morgens geöffnet, so bleibt bis zum gesetzlichen Ladenschluß um 7 Uhr abends eine zehnstündige Verkaufszeit; bei achtstündiger Arbeitszeit sind also Pausen von insgesamt zweistündiger Dauer einzuschieben, die so liegen müssen, daß sie möglichst nicht in die Hauptverkaufszeit fallen, daß aber andererseits das Personal eine wirkliche Erholungsmöglichkeit hat. In Warenhäusern und großen Spezialgeschäften sucht man den Anforderungen des Publikums und dem Ruhebedürfnis der Angestellten in der Weise Rechnung zu tragen, daß ein Teil des um 9 Uhr antretenden Bedienungspersonals die zwei- bis zweieinviertelstündige Tischzeit bereits gegen 11 Uhr beginnt, ein anderer Teil erst gegen 1 Uhr, während ein dritter Teil des Personals mit der Arbeitszeit erst um 10 Uhr beginnt und nur eine Mittagspause von einer Stunde einhält und ein vierter Teil sogar erst um $10^1/_2$ Uhr antritt und eine halbstündige Pause hat. Außerdem wird allgemein noch eine zweite viertelstündige Pause gewährt, wofür aber abends ein Zuendebedienen der Käufer für etwa zehn bis fünfzehn Minuten verlangt wird. Sind so in größeren Geschäften die Verhältnisse, abgesehen vielleicht von Zeiten verstärkten Geschäftsganges — Weiße Woche, Inventurausverkauf, Weihnachtszeit —, befriedigend geregelt, so sind sie um so schwieriger in den kleineren Geschäften und hier insbesondere im Lebensmittelhandel. In den kleineren Geschäften ist eine Ablösung während der Mittagszeit nicht immer möglich; dazu beginnt in diesen, zumal in den kleineren Orten und in den Außenbezirken der Großstädte die Verkaufszeit bereits um 8 Uhr und in den Bäckerläden und Zigarrengeschäften sogar schon um 7 Uhr. Handelt es sich um die bekannten Filialgeschäfte, in denen lediglich die Filialleiterin bedient, also um die sogenannten „Einmanngeschäfte“, so ist eine Mittagsruhe über haupt fast ausgeschlossen; ein Schließen während der Mittagszeit wird wegen des Wettbewerbs abgelehnt und eine Vertretung wird vermieden aus Angst, für einen Schaden, der während dieser Zeit entstehen könnte, verantwortlich gemacht zu werden. Es bleibt also eine Anwesenheitszeit von 7 Uhr morgens bis 7 Uhr abends — dann muß noch Kassenabschluß gemacht und aufgeräumt werden — und die Mahlzeiten werden hastig in den zwischen dem Bedienen der Kunden sich ergebenden Pausen eingenommen.

An die Beschaffenheit der Arbeitsräume der Angestellten müssen vom Standpunkt des Gesundheitsschutzes besondere Anforderungen gestellt werden. Was den Bau der Büroräume angeht, so sind die Anforderungen im wesentlichen die gleichen wie bei Wohnhäusern und Fabrikgebäuden. Es soll deshalb nur auf die wichtigsten Sonderheiten eingegangen werden. Die Büros gewerblicher Betriebe sind so zu legen, daß die in ihnen Beschäftigten durch die schädlichen Einflüsse des Fabrikbetriebes möglichst nicht beeinträchtigt werden. Abgase von Feuerungen, aus Gießereien, Dünste aus Färbereien und chemischen Fabriken, Geräusche aus Betrieben der Textil- und der Metallindustrie, Erschütterungen durch Hammerwerke und ähnliche Belästigungen müssen von den Büros möglichst ferngehalten werden. Es muß deshalb schon bei der Anlage derartiger Fabriken darauf geachtet werden, daß die Bürogebäude nicht in der vorherrschenden Windrichtung liegen. Wenn möglich, sind zu solchen Fabrikabteilungen hin, die schädliche Einwirkungen verursachen, keine Fenster vorzusehen. Benachbarte Essen der Fabriken sind bis über den First der Bürohäuser zu führen. Werden Büro und Betrieb in demselben Gebäude untergebracht, so ist in noch höherem Maße Vorsorge geboten. Die Wände sind möglichst schalldicht zu gestalten; Türen zu den Fabrikräumen sind möglichst zu vermeiden. Bei Betrieben, die starke Erschütterungen verursachen, wird man sogar getrennte Fundamente vorsehen müssen. Es geht z. B. nicht an, daß das kaufmännische Personal einer Maschinenfabrik durch die Stöße der großen Drehbänke und durch die Schläge der Dampfhämmer so belästigt wird, daß die Arbeitsgeräte auf den Tischen zittern.

Leider läßt sich eine Belästigung in den Betriebsbüros, die aus technischen Gründen — Lohnvorkalkulation, Terminberechnungen — innerhalb des Betriebes selbst oder in der Nähe der Werkstätten eingerichtet werden müssen, nicht immer vermeiden. Diese Büros müssen aber zum mindesten durch dichte Glaswände möglichst gegen die Einwirkungen des Betriebes abgeschlossen werden (Abb. 1); natürlich ist alsdann in besonderem Maße für eine ausreichende Entlüftung zu sorgen.

Bei der Errichtung von Gebäuden für Verwaltungen, die nicht mit Fabriken in räumlichem Zusammenhang stehen, also bei Hauptverwaltungen größerer industrieller Unternehmungen, bei Banken und Versicherungsgesellschaften und bei Großhandelsbetrieben wird man des Publikumsverkehrs wegen möglichst die Verkehrsmittelpunkte der Städte wählen. Es besteht alsdann aber die Gefahr, daß das teuere Grundstück weitgehendst ausgenutzt wird und daß so wenig wie möglich an Freiflächen gelassen wird. Die Folge ist eine ungenügende natürliche Belichtung der Räume in den unteren und mittleren Stockwerken, der durch weiße Kachelung der Wände der Lichthöfe nur ungenügend begegnet werden kann. Es ist deshalb zu prüfen, ob der Publikumsverkehr eine Niederlassung im Verkehrsmittelpunkt tatsächlich unbedingt erforderlich macht; wenn nicht

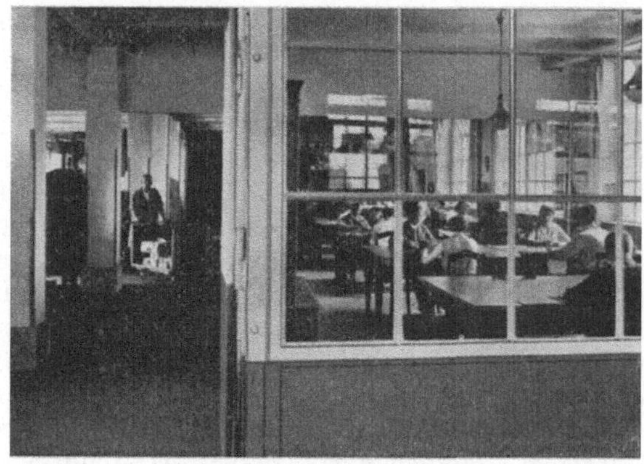

Abb. 1. Betriebsbüro, AEG-Apparatefabriken, Treptow.

— und dies wird bei den Hauptverwaltungen mancher Gesellschaften der Fall sein —, empfiehlt sich ein weitläufig angelegter Bau auf weniger teurem Grund und Boden.

Ein anderer gangbarer Weg für die Einrichtung guter Büros ist der Bau von Hochhäusern, falls sie als Turmhäuser alleinstehend errichtet werden. Hier ist von allen Seiten Luft und Licht (Abb. 2); es muß aber darauf geachtet werden, daß nicht die Abgase der Feuerungen benachbarter Gebäude von üblicher Höhe in die Büros eindringen.

Daß schon bei der Planung des Grundrisses auf genügende Belichtung der Büroräume zu achten ist, wurde bereits erwähnt. Ein weiteres Erfordernis ist die Schaffung reichlich bemessener Fensterflächen, die aber wiederum nicht so groß sein dürfen, daß die richtige Temperierung der Räume darunter leidet. Übergroße Fensterflächen lassen im Sommer zuviel Sonnenwärme durch, im Winter verursachen sie eine zu starke Auskühlung der Räume, die sich besonders bei den am Fenster arbeitenden Angestellten nachteilig bemerkbar macht und sich in vermehrten Heizungskosten auswirkt. Übergroße Räume, bei denen die Versorgung der entlegenen Arbeitsplätze mit natürlichem Licht Schwierigkeiten macht, sind zu vermeiden. Hierauf und auf die künstliche Beleuchtung wird später eingegangen werden.

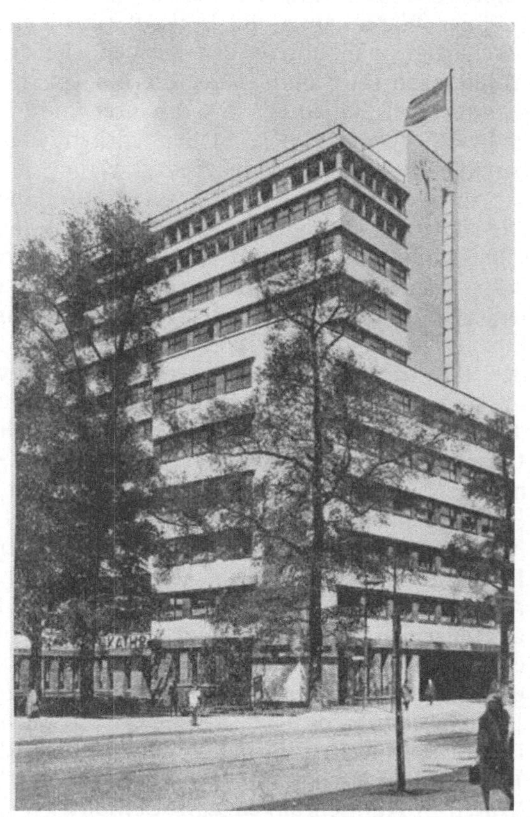

Abb. 2. Kathreiner-Hochhaus, Berlin.

Die Ausnutzung des teuren Grund und Bodens in Großstädten hat vielfach zur Einrichtung von Arbeitsräumen in den Kellergeschossen geführt. So unerwünscht dies auch vom Standpunkte der Hygiene sein mag, so wird man in Zukunft aus wirtschaftlichen Gründen in Großstädten doch nicht ganz davon absehen können. Es seien z. B. die Verkaufskeller und Warenauszeichnungskeller in neueren Kaufhäusern im Ausland und auch im Inland erwähnt, aber auch die vielen Verkaufsstellen in den Bahnhöfen der Untergrundbahnen und die Arbeitsplätze in den Tresors der Bankhäuser. Gefordert werden muß jedoch für diese Arbeitsräume — die aber nur eine Ausnahme bilden sollen — eine ausreichende künstliche Beleuchtung und eine gute Belüftung durch Zufuhr frischer Luft; diese darf aber nicht den Lichthöfen entnommen werden, auf denen sich der Wagenverkehr abspielt und auf welche die Entlüftungen der Warenkeller einmünden. Hier ist, selbst nach Filterung mit reiner Luft nicht zu rechnen. Auch die Entnahme der mit Abgasen von Kraftfahrzeugen geschwängerten Luft aus engen Straßen soll vermieden werden. Die Luft muß vielmehr durch besondere Luftschächte aus höheren Stellen entnommen werden, in denen sie so rein ist, wie es die Großstadtverhältnisse ermöglichen. Tiefkeller, d. h. Keller unter dem ersten Keller dürften aber jedenfalls als Personalräume nicht zugelassen werden. Daß aber auch bei Bemessung der Dauer der Arbeitszeit auf die in den Kellerräumen Beschäftigten möglichst Rücksicht genommen werden muß, sollte eine Selbstverständlichkeit sein. So werden z. B. in dem Verkaufskeller eines Berliner Warenhauses die Verkäuferinnen nur vier Stunden täglich beschäftigt, während sie den übrigen Teil des Tages in den anderen Abteilungen tätig sind, wobei allerdings zu beachten ist, daß auch in den oberen Räumen der Warenhäuser und größeren Spezialgeschäfte bedauerlicherweise viele Stellen vorhanden sind, an denen ständig bei künstlichem Licht gearbeitet werden muß.

Auch für die Heizung der Büroräume gilt im wesentlichen das allgemein Gültige. Wegen der ruhigen, im Sitzen ausgeübten Beschäftigung wird man mit einer Raumtemperatur von 20° C rechnen müssen, in offenen Verkaufsstellen kann man etwas darunter bleiben, jedoch möglichst nicht unter 18° C. Bei Büros mit starkem Publikumsverkehr sind Windfänge an den Türen anzubringen, um die in der Nähe der Türen arbeitenden Angestellten vor Zugluft zu schützen. Im argen liegen die Verhältnisse im Lebensmittelhandel, in dem die Geschäftsräume im Winter mit Rücksicht auf die feilgebotenen Lebensmittel nur mangelhaft geheizt werden. Die Verkäuferinnen müssen sich durch warme Kleidung gegen die Einwirkungen der Kälte schützen. Ist dazu noch Steinboden im Verkaufsraum vorhanden, so verschlimmern sich die Verhältnisse, falls nicht durch Holzroste und Matten für einen fußwarmen Boden gesorgt wird. Am schlimmsten leidet unter der Kälte die Kassiererin, die ständig an demselben Platze sitzt, während die Verkäuferinnen sich wenigstens etwas hin und her bewegen. Es ist erwünscht, den Kassiererinnen durch eine elektrische Heizsonne oder durch eine kleine Gasheizung Erleichterung zu bringen (das gleiche gilt auch von den Kassiererinnen in den ungeheizten Vorhallen der Kleinstadtkinos). In den größeren Lebensmittelgeschäften geht man dazu über, die verderblichen Waren in Kühlschränken aufzubewahren und den Verkaufsraum angemessen zu erwärmen. So bewahren z. B. die neueren Warenhäuser in den Lebensmittelabteilungen sämtliche verderblichen Waren in gekühlten Ausstellungskästen auf, so daß der Verkaufsraum selbst auf einer Temperatur von 18° C gehalten werden kann (Abb. 3).

Bei der Wahl der Fußböden in den Büros und Verkaufsräumen ist auf eine gute Fußwärme besonderer Wert zu legen. Mineralische Böden sind abzulehnen; auch Steinholzboden ist für Büros noch zu fußkalt, wenn nicht Matten aufgelegt werden. Empfehlenswert sind Holzfußböden sowie Linoleum- und Gummibeläge.

In den Büros wird im allgemeinen die natürliche Lüftung ausreichen. Nur bei großen Arbeitssälen wird eine mechanische Entlüftung zu fordern sein. Im Winter ist durch Anbringen von Luftbefeuchtern einer zu starken Austrocknung der Luft entgegenzuwirken. Selbst in den Warenhäusern und in den großen Spezialgeschäften nimmt man im allgemeinen von der künstlichen Be- und Entlüftung Abstand. Man benutzt die schornsteinartige Wirkung der Lichthöfe, sowohl der offenen Außenlichthöfe als der gedeckten Binnenlichthöfe, um eine Entlüftung der Verkaufsräume zu erzielen, und regelt den Luftzug durch Öffnen der Fenster und der jalousieartigen Klappen in den Oberlichtern der Binnenlichthöfe. Naturgemäß ist mit dieser Art der Lüftung leicht eine unangenehme Zugwirkung verbunden, der selbst durch Einbau von Kippflügeln mit seitlichen Wänden nicht immer entgegengewirkt werden kann. — Vielfach sieht man in den Büros und in Geschäften Propeller an den

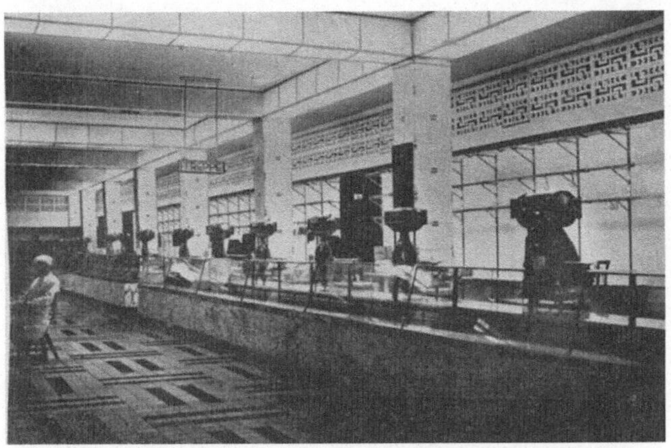

Abb. 3. Frischfleisch-Abteilung des Warenhauses Rudolf Karstadt A.-G. in Berlin. (Entlüftung in den Wandornamenten.)

Decken oder auch Tischventilatoren, die zwar durch die Luftbewegung eine Abkühlung und eine gewisse Erleichterung verschaffen, im übrigen aber die Luft nur hin und her bewegen und keine Verbesserung der vorhandenen Luft herbeiführen. Daß die in Wandluken eingebauten Flügelräder ohne motorischen Antrieb eine Spielerei sind, dürfte allgemein bekannt sein, da sie sich nur durch den Auftrieb der warmen Innenluft oder den Einfall der kalten Außenluft bewegen und in beiden Fällen der Luftströmung hinderlich entgegenstehen.

Die natürliche Entlüftung dürfte aber in den offenen Verkaufsstellen nicht immer ausreichen. Man braucht nur einmal längere Zeit in einer Gemischtwarenhandlung zu verbringen oder in einem Seifenladen, um sich ein Bild davon zu machen, in welcher Luft Verkäufer und Verkäuferinnen den ganzen Tag tätig sein müssen. Gerüche von Salmiakgeist, Terpentin, Scheuertüchern, Benzin, Petroleum,

Schmierseife u. a. m. schwirren durcheinander. Dazu gesellt sich der Staub von Soda, Seifenpulver und der verschiedenartigsten Farbwaren und Chemikalien. Ähnlich ist es in Lebensmittelhandlungen bei dem Verkauf von Käse, Heringen und anderen Fischen. Hier ist eine künstliche Entlüftung erwünscht, wenigstens sollte ein Ventilator vorhanden sein, um von Zeit zu Zeit eine Erneuerung der Luft herbeizuführen.

Von nicht zu unterschätzendem Vorteil für die Hygiene im kaufmännischen Betrieb ist die Verwendung der Markenartikel, die in fertigen Verpackungen von den Fabriken geliefert w den. So wird z.·B. durch den Verkauf von Soda und Seifenpulvei in festverschlossenen, abgewogenen Packungen das Abwiegen dieser staub-

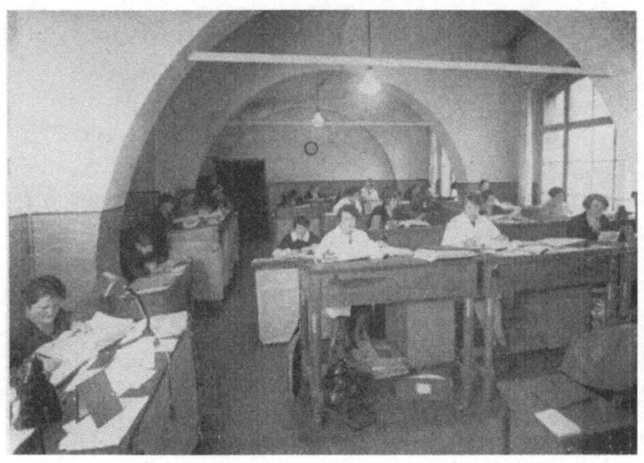

Abb. 4. Schlechte natürliche Belichtung der Arbeitsplätze.

entwickelnden Waren in der Verkaufsstelle hinfällig. Ähnliches gilt von anderen Artikeln. Daß durch den Verkauf von Margarine, von Butter und von Mehl in kleinen fertigen Packungen der Transport erheblich erleichtert wird, und daß das Hantieren mit schweren Fässern und Säcken im Laden selbst fortfällt, sei hier nebenbei erwähnt. Auch auf den Vorteil des Verkaufes fertig angerührter Farben in kleinen geschlossenen Büchsen sei hingewiesen. Es ist im Interesse des Verkaufspersonals zu begrüßen, daß die Verpackungsarbeiten aus den einzelnen Verkaufsstellen in die hierzu besonders eingerichteten Verpackungsabteilungen der Fabriken verlegt werden.

Es wurde bereits erwähnt, daß die Büroräume so einzurichten sind, daß auch entlegenere Arbeitsplätze genügend mit natürlichem Licht versorgt werden (Abb. 4). Aus dieser Forderung ergibt sich von selbst eine Beschränkung der Räume. Große Arbeitsräume erleichtern zwar die Kontrolle, sie wirken aber in mehrfacher Hinsicht nachteilig. Falls nicht Oberlicht vorhanden ist, ist eine gute Belichtung schwer durchzuführen; durch die Ansammlung von Menschen stört ein Arbeitender den andern, besonders wenn zahlreiche Büromaschinen verwendet werden und wenn häufig telephoniert und diktiert wird. Wenn die Raumverhältnisse es eben zulassen, sind die Arbeitsplätze im allgemeinen so anzuordnen, daß das Licht von links auf den Arbeitsplatz fällt. Es können natürlich mehrere Arbeitstische nebeneinander gestellt werden. Bei Tischen mit Unterkörpern

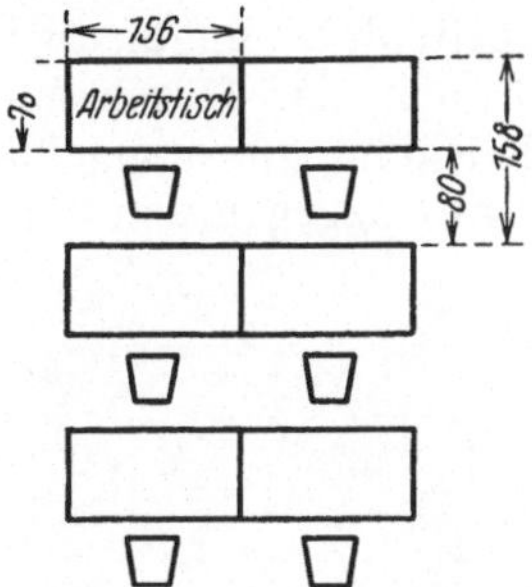

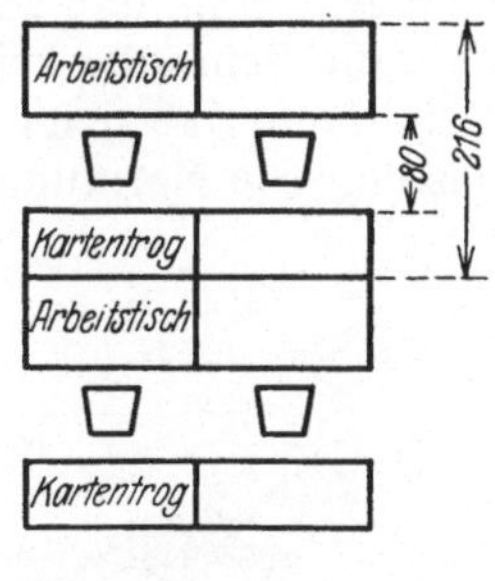

für Karteien und Registraturen ergibt sich eine Breite des einzelnen Arbeitsplatzes von 1,56 m entsprechend den Maßen des deutschen Normenausschusses[1], bei zwei Arbeitsplätzen von 3,12 m. Nimmt man noch eine Entfernung vom Fenster von 15 cm, einen seitlichen Gang von 1,00 m und Platz für einen seitlich stehenden Schrank, so ergibt sich aus diesen Überlegungen eine erforderliche Raumbreite für einfache Büros von etwa 4,50 m. Die Entfernung der Arbeitstische voneinander soll mindestens 80 cm betragen, besser 1,00 m, damit für den Angestellten genügend Bewegungsfreiheit vorhanden ist. Ein Gegenüberstellen von Tischen soll nur dort erfolgen, wo ein Zusammenarbeiten von verschiedenen Bearbeitern erforderlich ist, z. B. vom Kaufmann, Ingenieur und Stenotypistin. Da die Normung der Tische so bemessen ist, daß sich ein Seitenverhältnis von 1 : 2 ergibt, kann eine Gruppe derart gebildet werden, daß je zwei Tische mit der Längsseite aneinanderstehen und ein fünfter Tisch quer davor gesetzt wird (Abb. 5). Es ergibt sich alsdann eine Raumtiefe von etwa 5,5 m bei der immer

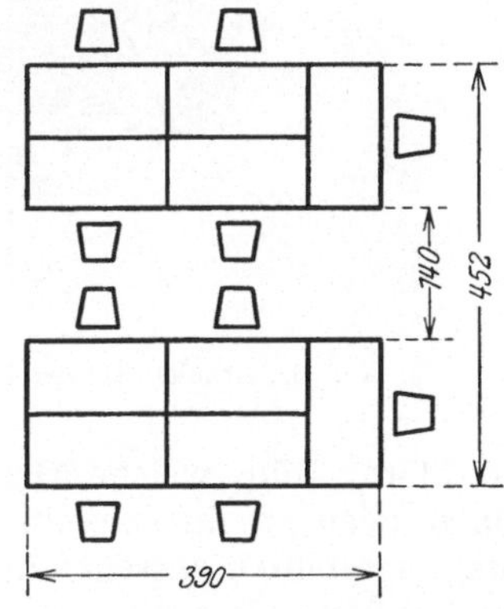

Abb. 5. Zweckmäßige Anordnung der Arbeitsplätze.

[1] Normblatt DIN 4549.

noch mit gutem Tageslicht zu rechnen ist. Bei Lichteinfall von beiden Seiten kann natürlich eine doppelte Breite genommen werden, doch muß man sich vor Anhäufung der Arbeitsplätze im Raume hüten.

Auf diese Maße wurde deshalb näher eingegangen, weil die Normung der Büromöbel von außerordentlicher Wichtigkeit ist. Zieht eine Verwaltung in ein fertiges Gebäude, um dort ihre Büroräume einzurichten, so wird man vielfach finden, daß die Fenster zwar gut zur Fassade passen und daß die Türen sich schön in den Raum eingliedern, aber beim Aufstellen der Schreibtische und Schränke merkt man, daß zahlreiche Arbeitsplätze ungünstiges Licht haben, daß die Schränke keinen Platz finden, daß Durchgänge halb verstellt sind, und daß sich überhaupt die Räume nur mangelhaft ausnutzen lassen. Die Normung der Möbel gibt dagegen von vornherein

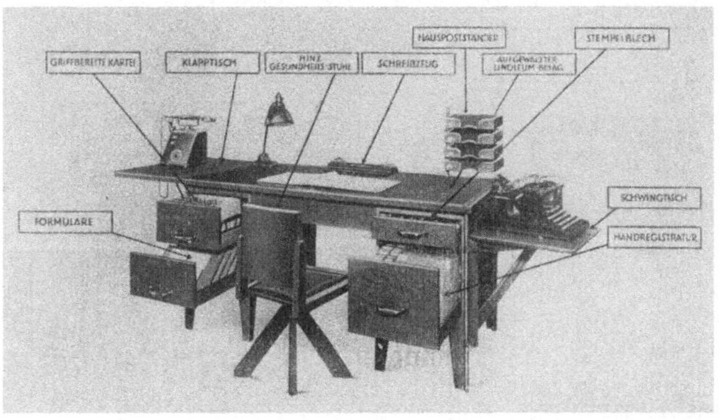

Abb. 6. Arbeitsplatz der Hinz-Fabrik G. m. b. H., Berlin-Mariendorf.

ein klares Bild, welche Grundfläche jeder Angestellte mit seinem Platze beansprucht, wie ein Arbeitsraum für eine bestimmte Anzahl von Angestellten aussehen muß, wo die Fenster liegen müssen, damit die Arbeitstische natürliches Licht haben, und in welcher Entfernung von den Raumecken die Türen sein müssen, damit die erforderliche Anzahl von Schränken untergebracht werden kann. Man könnte hier einwenden, daß die Normung der Möbel die Raumeinrichtung zu nüchtern gestaltet. Das trifft aber nicht zu. Farbe der Wände, geeigneter Wandschmuck, Fenstervorhänge und Blumen ermöglichen es, genug Abwechslung in die Räume zu bringen. Dazu sollen ja auch nur die Hauptmaße genormt werden. Die Unterteilung der Tischkörper und der Schränke und die Wahl der Holzart bieten so viel Spielraum, daß die individuellen Bedürfnisse des Einzelnen voll befriedigt werden können.

Die Arbeitsplätze selbst sind so einzurichten, daß jede überflüssige Arbeit vermieden wird. Karteien und Registraturen, die während der Arbeit laufend benötigt werden, sind grundsätzlich in dem Unterkörper der Tische unterzubringen, ebenso die benötigten Formulare. Bearbeitet ein Angestellter besonders große Karteien, so kann hinter seinem Rücken oder seitlich des Arbeitsplatzes ein Karteipult von gleicher Höhe wie die Arbeitstische aufgestellt werden (Abb. 5). Wechselt Schreibarbeit am Schreibtisch mit Maschinenschreiben oder mit Arbeiten an der Rechenmaschine ab, so ist an oder neben dem Schreibtisch an einem Drehgestell, einem Schwingtisch oder auf einem Rolltisch die Maschine so anzubringen, daß sie ohne Platzwechsel benutzt werden kann. Diese ganze Ein-

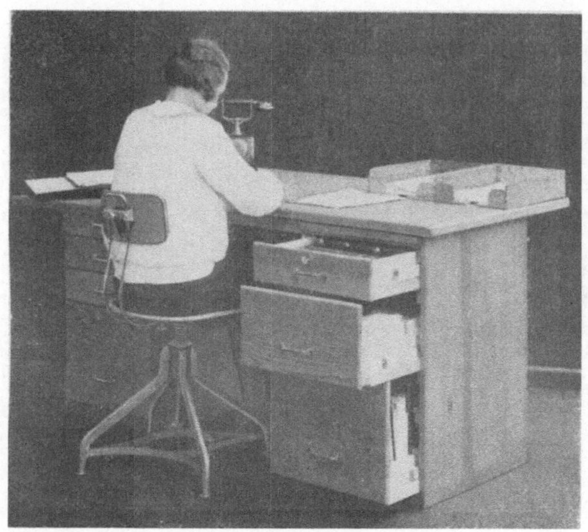

Abb. 7. Büro-Schreibtisch und Büro-Stuhl der Siemens-Schuckertwerke A.-G., Berlin.

richtung muß natürlich so beschaffen sein, daß sie vom Arbeitsplatz aus gehandhabt werden kann, ohne daß der Angestellte aufzustehen braucht (Abb. 6 u. 7). Bedingung ist also ein guter Arbeitsstuhl, und zwar ein Drehstuhl, der es ermöglicht, am Schreibtisch zu schreiben, an dem seitlichen Schwingtisch oder Rolltisch die Maschine zu bedienen und aus der hinter oder neben dem Arbeitsplatz befindlichen Kartei die gewünschten Stücke zu entnehmen und wieder einzuordnen (Abb. 8). Es wird vielfach eingewandt, daß dies ständige Sitzen nicht erwünscht sei, daß im Gegenteil ein Aufstehen und eine Bewegung von Zeit zu Zeit dem Körper eine gewisse Ausspannung gebe. Dies ist nicht ganz von der Hand zu weisen. Man muß aber abwägen, ob man für die gelegentliche Entspannung des Körpers die Unregelmäßigkeit in der Arbeit in Kauf nehmen soll, die zweifellos dadurch eintritt, daß die Arbeit häufig unterbrochen werden muß, um die erforderlichen

Unterlagen herbeizuschaffen, ganz abgesehen davon, daß das stetige Hin und Her den ganzen Betrieb stört. Versuche, Wandertische im Büro einzuführen, sind in der Regel wieder aufgegeben worden (Abb. 9). Transportbänder bewähren sich aber in Büros, in denen das Publikum nacheinander an verschiedenen Schaltern abgefertigt werden muß.

Nur die Karteien und Registraturen, die seltener gebraucht werden, sind nicht am Arbeitsplatz, sondern in besonderen Schränken unterzubringen. Diese Schränke sollen aber nur so hoch sein, daß auch die oberen Gefächer ohne Leitern erreicht werden können, also

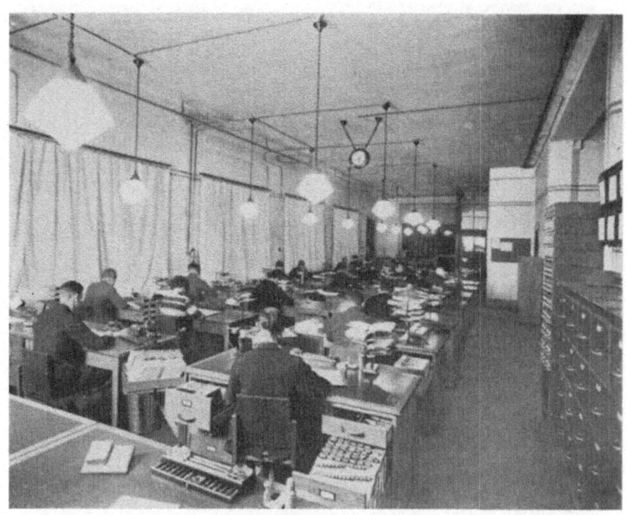

Abb. 8. Büro mit Hinz-Tischen, Hinz-Stühlen, Karteischränken und guter, halbindirekter Beleuchtung.

nicht über 2 m bis zur Unterkante des obersten Gefaches. Leitern gehören nicht in die Büros, sie stehen im Wege, behindern den Betrieb und geben zu Unfällen Anlaß. Ist bei hohen Räumen eine bessere Raumausnutzung erforderlich, so kann man sich in der Weise helfen, daß man an den Schränken in Kniehöhe einen Sockel anbringt, der leicht bestiegen werden kann, oder daß man in größerer Höhe über den Karteien und Registraturschränken eine Galerie einbaut, die durch eine feste Treppe bestiegen werden kann und auf der die Angestellten gegen Absturz durch ein Geländer gesichert sind. — Einiges ist noch zu den Schränken für Zeichnungen und Klischees zu sagen. Das Heraussuchen der Klischees und Zeichnungen muß möglich sein, ohne daß die Schubladen, die bei Klischees ein ganz erhebliches Gewicht aufweisen, vollständig aus dem Schrank herausgenommen werden müssen. Das bedingt, daß man von oben in die Schubladen hineinsehen können muß, daß also diese Schränke nicht höher als etwa 1,50 m sein dürfen.

Was hier von der Büroausstattung gesagt ist, gilt natürlich sinngemäß auch für den Großhandel und für die offenen Verkaufsstellen. Hier sollen die Warenstapel, die Regale und die Schränke so eingerichtet sein, daß sie ohne die Benutzung von Leitern erreicht werden können. Was an Ausnutzung des Raumes hierdurch versäumt wird, dürfte wettgemacht werden durch Übersichtlichkeit des Betriebes, durch größere Sicherheit des Verkaufspersonals und vor allen Dingen aber durch schnellere Abfertigung der Kunden.

Auf die Auswahl richtiger Bürostühle ist besonderer Wert zu legen[1]. Zwischen dem Stuhlsitz und der Tischunterkante muß genü-

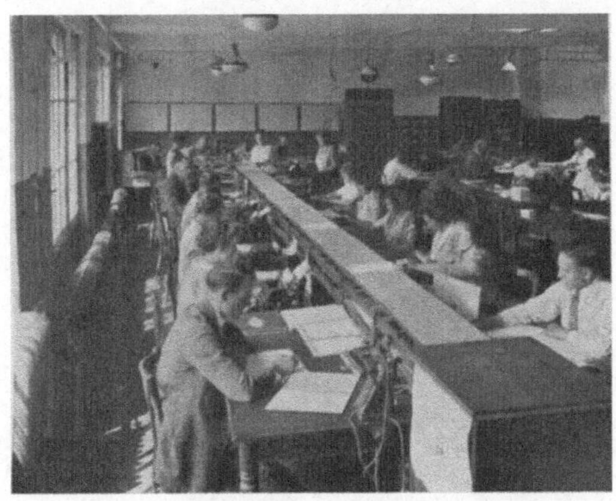

Abb. 9. Wandertisch im Büro, wieder aufgegebener Versuch.

gender Abstand vorhanden sein, damit die Beine Platz haben, eine Forderung, die des öfteren bei Schreibmaschinentischen nicht beachtet wird. Armstützen sind im allgemeinen bei Bürostühlen nicht erwünscht, bei manchen Arbeiten, z. B. beim Maschinenschreiben sind sie sogar hinderlich (Abb. 7 u. 10)[2].

Wichtig ist die Anbringung guter Fußstützen an den Tischen, die dem Fuß eine angenehme Auflage ermöglichen sollen; diesen Zweck erfüllt eine einfache Leiste oder besser eine um die Längsachse drehbare breite Stütze. Schräge, feste Fußstützen bewähren sich nicht, da durch sie der Fuß ständig in eine bestimmte Lage gezwungen wird.

[1] Vgl. die Leitsätze des Ausschusses für gesundheitsgemäße Arbeitsgestaltung der Deutschen Gesellschaft für Gewerbehygiene über Arbeitsstühle, Arbeitssitze, Arbeitstische.

[2] Den gleichen Zweck erfüllen neben anderen Bürostühlen auch der Schreibmaschinenstuhl der AEG-Deutsche Werke, Berlin-Spandau, der „Federdreh“ der Firma Albert Stoll in Waldshut (Baden), der Hinz-Stuhl und der Singer-Stuhl. (Keine vollständige Aufzählung.)

So konnte beobachtet werden, daß in einem Warenhaus die Kassiererinnen die schrägen Fußstützen herumdrehten und die Füße lieber auf der oberen Kante aufstützten, um sie so frei hin und her bewegen zu können.

Es wurde anfangs erwähnt, daß für die Angestellten in den offenen Verkaufsstellen auf Grund einer besonderen Verordnung Sitzgelegenheiten zur Verfügung gestellt werden müssen. Leider scheitert die Durchführung dieser Bestimmung zum großen Teil an der Unvernunft der Käufer, die es im allgemeinen nicht gerne sehen, wenn die Verkäuferin hinter dem Ladentisch sitzt. Auch behindern die Stühle vielfach den Verkehr in den zu engen Gängen hinter den Ladentischen. Man bringt deshalb manchmal Klappsitze an den Verkaufstischen an, oder man nimmt einfache hölzerne Papierkörbe, die mit einem Klappdeckel versehen werden, alles Notbehelfe, die ein erholendes Ausruhen nur unvollkommen gestatten. Bei Ausstellungstischen, bei denen die Verkäuferin nicht hinter dem Tisch, sondern vor ihm steht, fehlt die Sitzgelegenheit meist ganz, die einzige Ausruhemöglichkeit ist ein Anlehnen an den Verkaufstisch. — Auch zu den Sitzgelegenheiten in den Zeichensälen muß einiges gesagt werden. Es ist nicht unbedingt notwendig, daß der Zeichner vor seinem Brett steht. Das liegende Zeichenbrett auf waagerechtem oder nur etwas geneigtem Tisch, über den der Zeichner sich herunterbeugen muß, dürfte hoffentlich bald allenthalben verschwinden und durch das Zeichengestell ersetzt werden. Dies ist aber so einstellbar einzurichten, daß der Zeichner möglichst die ganze Zeichenfläche sitzend erreichen kann. Drehstuhl und seitliche Beweglichkeit des Stuhles auf Rollen und Schienen erleichtern die Arbeit.

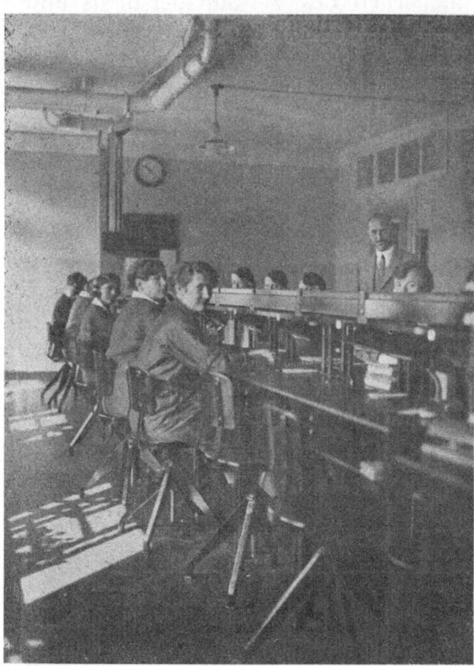

Abb. 10. Rowac-Bürostuhl der Firma Robert Wagner in Chemnitz.

Zu einem guten Arbeitsplatz gehört auch eine gute künstliche Beleuchtung, zumal in unseren Breitegraden im Winter ein erheblicher Teil des Arbeitstages in die dunklen Tagesstunden fällt. Nach den Leitsätzen der Deutschen Beleuchtungstechnischen Gesellschaft ist für Büros eine Beleuchtungsstärke von 60—90 Lux erforderlich, wobei ein Lux bekanntlich die Beleuchtungsstärke ist, die mit der Lichtstärke einer Hefnerkerze auf einer Fläche hervorgerufen wird, die in 1 m Abstand senkrecht zur Richtung der Lichtstrahlen steht. Von einer guten Beleuchtung muß man verlangen, daß sie ausreichend stark ist, daß sie blendungsfrei ist, daß sie keine störenden Schlagschatten hervorruft und daß sie keine lästigen Ungleichmäßigkeiten zeigt. Weiterhin von Wichtigkeit ist der richtige Einfall des Lichtes. Unter Berücksichtigung dieser Forderungen kommt man für die Beleuchtung der Büros zu folgendem Ergebnis.

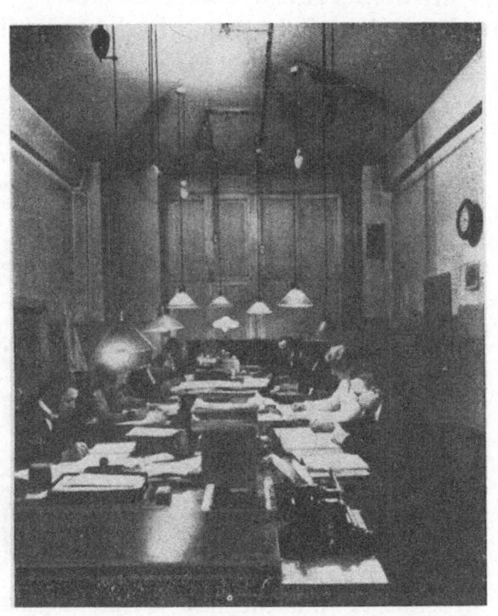

Abb. 11. Schlechte Bürobeleuchtung durch Pendel mit ungeeigneten Reflektoren.

Die Beleuchtung der Arbeitsplätze durch Pendelleuchter, wie sie früher üblich war, hat die Nachteile, daß leicht Blendung eintritt, und daß der Arbeitsraum unfreundlich und unübersichtlich wird, falls nicht lichtdurchlässige Lampenschirme genommen werden (Abb. 11). Das gleiche gilt von der Platzbeleuchtung durch Tischlampen. Bei guten Leuchten, wie sie von den verschiedensten Firmen geliefert werden, fällt die Blendung zwar fort, aber gute Leuchten sind nicht immer vorhanden. Mit Bindfaden befestigte Schutzschirme aus Papier, Pappe und Aktendeckeln gehören nicht zu den Seltenheiten in den Büros. Auch bei dieser Arbeitsplatzbeleuchtung mit Einzelleuchten ist mit dunklen Räumen, insbesondere mit dunklem Fußboden und mit Schlagschatten auf dem Arbeitsplatz und im Raum zu rechnen, die Unsicherheit beim Arbeiten und Gehen verursachen. Die starken Kontraste zwischen Hell und Dunkel im Raume ermüden zudem das Auge, das sich ständig umstellen muß. Sucht man diese Übelstände durch lichtdurchlässige Lampenschirme zu bekämpfen, so tritt leicht wieder eine Belästigung der Augen durch die zu starke Lichtquelle ein. Ein Nachteil der Einzelplatzbeleuchtung ist auch die starke Wärmeausstrahlung, die sich bei manchen neueren Lampen mit Reflektoren mit hochpolierten Innenflächen nachteilig bemerkbar macht. Eine Mattierung der Innenfläche ist hier zweckmäßiger. Wegen dieser Nachteile soll man zur Einzelbeleuchtung in den Büros nur dann greifen, wenn besondere Umstände es erfordern.

Im allgemeinen wird man die halbindirekte Beleuchtung wählen, bei der das Licht vom Geleucht teils unmittelbar auf die Arbeitstische, teils an die Wände und Decken des Arbeitsraumes geworfen wird. Die Decke und auch die Wände der Räume strahlen das Licht zurück und wirken so als Lichtquelle von großer Ausdehnung. Es wird hierdurch eine gleichmäßige Beleuchtung erzielt mit wenig und weichen Schatten. Bedingung ist natürlich, daß die Decken in

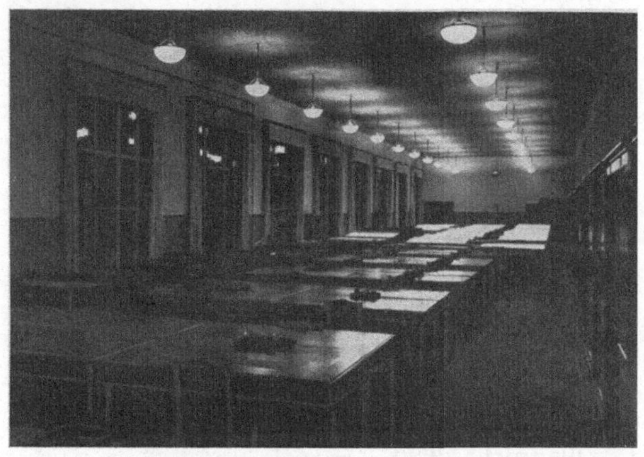

Abb. 12. Schlechte halbindirekte Allgemeinbeleuchtung eines Zeichensaales.

hellen Farben gehalten werden, damit sie sich als Rückstrahler des Lichtes genügend auswirken können. Selbstverständlich müssen die Leuchten bei halbindirekter Beleuchtung so weit von der Decke entfernt hängen, daß eine gute gleichmäßige Aufhellung der ganzen Deckenfläche erzielt wird, da nur diese eine Schattenfreiheit der Arbeitsräume verbürgt (Abb. 12). Auch für Zeichensäle ist halbindirektes Licht das geeignetste.

In vielen Fällen wird es vorkommen, daß zwar die Arbeitsplätze eine hinreichende natürliche Belichtung haben, daß aber an den Wänden aufgestellte Karteikasten und Schränke für Zeichnungen und Klischees mangelhaft beleuchtet sind, zumal wenn der Schatten des Suchenden in die Kartei fällt. Zweckmäßig sind hier Zusatzbeleuchtungen, und zwar wird man auch hier keine direkte Beleuchtung wählen, sondern eine halbindirekte oder sogar ganz indirekte Beleuchtung. Handlich sind zwischen den Karteikasten und Schränken an Ständern in Metallreflektoren angebrachte Lampen, die ihr ganzes Licht an die Decke werfen und die vom Standort des Suchenden aus jeweils bedient werden können.

Daß natürlich auch die Flure und Treppenhäuser eine ausreichende blendungs- und schlagschattenfreie Beleuchtung erhalten müssen, braucht nicht besonders erwähnt zu werden.

Es wurde schon ausgeführt, daß unter besonderen Umständen auch Platzbeleuchtung angebracht ist. Dies gilt z. B. von der Arbeit an den Schreibmaschinen; diese Arbeit erfordert eine besonders starke Beleuchtung, zumal wenn viel nach Stenogrammen und nach Entwürfen der verschiedensten Bearbeiter geschrieben werden muß. Die Lampen müssen aber so angebracht werden, daß sie den Entwurf und die Maschinentastatur gleichmäßig erhellen; denn gerade die beim Wechsel der Blickrichtung empfundenen Helligkeitsunterschiede machen sich unangenehm bemerkbar. Empfehlenswert sind die am Entwurfhalter über der Maschine angebrachten Lampen. Zu vermeiden sind auf jeden Fall indirekte Blendung durch das Papier, durch die Schrift mit Tintenstift, durch glänzende Lackierung der Maschine, durch Nickelfassung der Tasten und durch Bedienungshebel aus glänzendem Metall.

Neben guter Beleuchtung ist bei den Schreibmaschinen noch auf Geräuschlosigkeit und leichte Bedienbarkeit Wert zu legen. Neuere Konstruktionen sind zwar so gebaut, daß die Geräusche auf ein Mindestmaß herabgedrückt werden, doch erfordern sie zum Teil eine größere Anschlagskraft. Bei Maschinen mit stärkeren Geräuschen sind diese durch Gummifüße oder durch Filzunterlagen unter den Schreibmaschinen und durch Gummifüße an den Maschinentischen abzudämpfen. Der Tisch darf nicht zu leicht ausgeführt werden und soll zweckmäßig mit Linoleum belegt werden. Die Umwehrung der Maschinen mit schalldämpfenden Kasten, sog. Schallschluckern, scheint sich zu bewähren, hat sich aber noch wenig eingeführt.

Wo mehrere Maschinen zusammen in einem Raume stehen, summieren sich natürlich die Geräusche. Eine Verminderung der Reflexion der Geräusche ist hier möglich durch das Bespannen der Decken und Wände mit Stoffen; den gleichen Zweck erfüllen auch andere Wandverkleidungen, die den Schall nicht zurückwerfen, z. B. poröse Platten. Natürlich sollen nicht zu viele Schreibmaschinen in einem Raume aufgestellt werden (Abb. 13); große Räume sind durch Glaswände oder auf andere Weise zu unterteilen.

Auch auf eine Verminderung der mechanischen Arbeitsleistung muß bei der Schreibmaschinenarbeit Bedacht genommen werden. Eine geübte Maschinenschreiberin führt bei Arbeit nach Diktat in der Minute etwa 550 Tastenanschläge einschließlich der Bedienung der Zwischen- und Umschlagtasten aus, dazu kommen noch 20 Handbewegungen für den Zeilentransport und das Verschieben des Wagens. Je nach Schwere und Tiefe des Anschlages bedeutet dies eine Leistung von 5000—6000 mkg in der Stunde. Bedeutend herabgesetzt wird diese Leistung bei elektrischen Maschinen, bei denen ein leichter Anschlag der Taste und ein Tiefgang von etwa 3 mm genügt, um den die Maschine bedienenden Motor auszulösen, während bei nicht elektrisch angetriebenen Maschinen die Tasten etwa 12—18 mm heruntergedrückt werden müssen. Man hat in letzter Zeit vorgeschlagen, die Tastatur der Maschine entsprechend der natürlichen Handhaltung zu wölben. Bemerkenswert ist, daß eine Schreib-

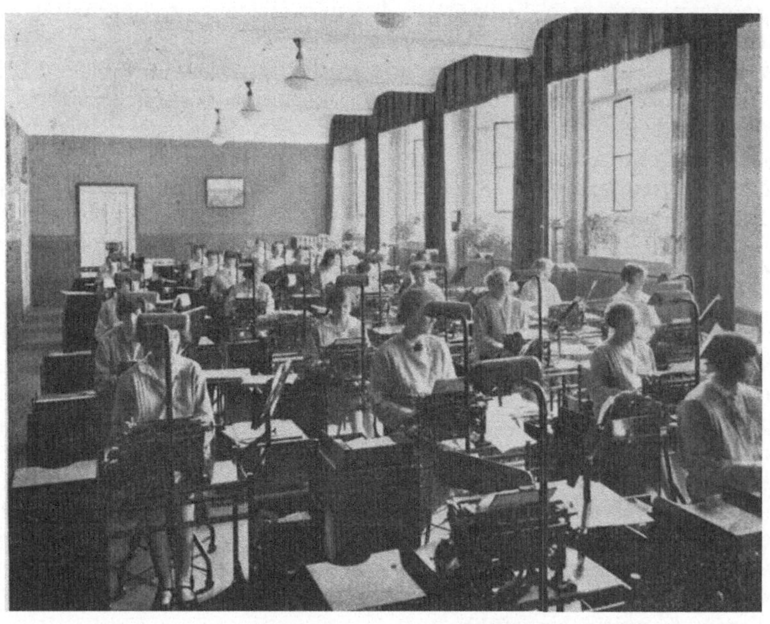

Abb. 13. Stark besetzter Schreibmaschinenraum. Heller Raum; gute Beleuchtung. Seitlich angebrachte Konzepthalter, deshalb Drehung des Kopfes erforderlich.

maschine aus dem Jahre 1865, die als Blinden-Schreibgerät von einem dänischen Pastor erfunden wurde, eine kugelförmige Tastatur aufweist.

Natürlich muß auch die ganze Anordnung des Arbeitsplatzes zweckmäßig sein. Die Oberkante der Tischplatte soll in der Regel 0,68 m hoch sein. Der Konzepthalter muß so angebracht sein, daß sich der Entwurf etwa 40 cm über der Tischplatte befindet, also etwa 33 cm über der Leertaste und etwa 12 cm über der Schreibwalze. Die seitliche Anbringung des Konzepthalters ist wegen der ungünstigen Kopfhaltung, die dadurch verursacht wird, nicht zu empfehlen. Die Entfernung des Entwurfes vom Auge soll etwa 28 cm betragen, der Neigungswinkel 60°. Der Abstand des Körpers von der Leertaste soll 13 cm sein. Guter Arbeitssitz mit beweglicher Rückenlehne und leicht nach rückwärts geneigter Stuhlfläche sowie eine bewegliche Fußstütze sind Selbstverständlichkeiten (Abb. 14).

Von großem Einfluß auf die Tätigkeit der Maschinenschreiberinnen ist auch die Gestaltung der Arbeit. Wenn möglich, ist mit der Arbeit zu wechseln. Zwischen der Arbeit an der Maschine sollen möglichst andere Arbeiten (z. B. Registraturarbeiten) eingeschoben werden. Daß schlecht geschriebene Konzepte für die Maschinenschreiberinnen eine Qual werden können, ist einleuchtend. Ähnliches gilt von der Aussprache des Diktierenden, zumal wenn

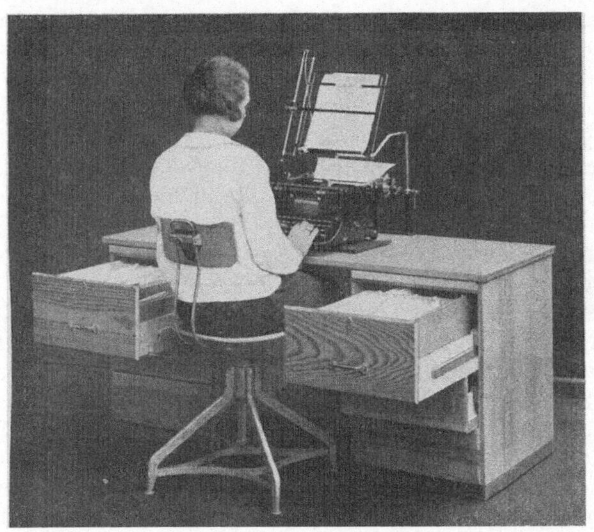

Abb. 14. Schreibmaschinenarbeitsplatz der Siemens-Schuckertwerke A.-G., Berlin.

die Diktierenden häufig wechseln und zudem noch verschiedene Dialekte sprechen oder grundverschiedene Gebiete bearbeiten. Ruhiges Verhalten des Diktierenden erleichtert die Arbeit; seine Nervosität und sein Stimmungswechsel übertragen sich auf die Schreibende, und unruhiges Diktieren sowie hastiges Hin- und Hergehen kann die Arbeit an der Schreibmaschine fast unerträglich machen.

Außer den Schreibmaschinen werden in steigendem Maße andere Büromaschinen verwandt. Man kann diese in vier Hauptgruppen unterteilen:

1. die nichtschreibenden Zähl- und Rechenmaschinen,
2. die schreibenden Zähl- und Rechenmaschinen,
3. die Schreib- und Rechenmaschinen (Buchhaltungsmaschinen),
4. die Lochkartenmaschinen.

Nicht erfaßt sind bei dieser Gliederung die Frankier-, Adressier-, Kopier- und Vervielfältigungsmaschinen u. a. m.

Die nichtschreibenden Zähl- und Rechenmaschinen zeigen das Ergebnis so, daß es abgelesen werden kann, ohne es jedoch zu schreiben. Sie sind Hilfsmittel für die Büroarbeit, können aber zu Buchungsarbeiten nicht unmittelbar benutzt werden. Sie werden mit Tasten und Hebeln bedient; neuere Maschinen werden elektrisch betrieben.

Die schreibenden Zähl- und Rechenmaschinen sind von größerer Bedeutung. Die Maschinen schreiben die Zahlen, mit denen Rechnungen vorgenommen werden, sowie das Endergebnis auf einem Papierstreifen auf. Sie werden auch mit breiten Wagen geliefert und sind zum Teil mit mehreren Zählwerken, auch mit Querzählwerken ausgestattet, so daß sie die Aufrechnung mehrerer Kolonnen gestatten und in der tabellarischen Buchhaltung steigende Verwendung finden.

Unter den eigentlichen Buchhaltungsmaschinen versteht man solche, die nicht nur Rechnungen ausführen und die Zahlen schreiben, sondern die auch Worte oder wenigstens bestimmte Zeichen schreiben. Bekannt sind vor allem folgende Systeme: Anker, Ellis, Remington, Underwood, Elliot-Fisher, Burroughs, Burroughs Moon Hopkins, Mercedes Addelectra und National 2000[1]. Diese Buchungsmaschinen, wenigstens die neueren Modelle, haben elektrischen Antrieb; die meisten werden vollständig elektrisch betrieben, dagegen erfolgt bei einigen Systemen nur der Antrieb des Wagens elektrisch, die Schreibarbeit jedoch nicht. Bemerkenswert ist, daß die Elliot-Fisher-Maschine keine Walzenmaschine ist, sondern eine Flachschreibmaschine; die Typen müssen von oben nach unten auf die Schreibplatte geschlagen werden, die Maschine gewinnt dadurch zwar eine größere Durchschlagskraft als die Walzenmaschinen, sie erfordert aber einen merklich stärkeren Kraftaufwand.

Bei den Lochkartenmaschinen kommen zwei Systeme in Betracht, die Power- und die Hollerith-Maschine. Beide Systeme bestehen aus drei Maschinen, der Lochmaschine, der Sortiermaschine und der Tabelliermaschine. Die Loch- und Sortiermaschinen sind Hilfsmittel zur Vorbereitung der Karten für die Tabelliermaschine. Die Lochmaschine versieht die in senkrechte Reihen mit den Ziffern 0 bis 9 aufgeteilten Karten in der Weise mit Löchern, daß jede Buchung in der Nummer gelocht wird, in der man sie zu bezeichnen wünscht. Die Sortiermaschine sortiert die gelochten Karten nach Gruppen in der Art, daß Buchungen der gleichen Art zusammengelegt werden; sie leistet stündlich bis zu 20000 Karten. Die Tabelliermaschine schreibt die in die Karten gelochten Beträge oder Worte. Das Schreiben von Worten geschieht durch Verbinden der Lochmaschine

[1] Keine vollständige Aufzählung.

mit einer Schreib- oder Buchungsmaschine auf elektrischem Wege. Die auf den Maschinen getippten Worte werden in die Karte gelocht, die Tabelliermaschine kann sie dann in beliebiger Anzahl schreiben.

Es ist schwer, sich schon heute dem Problem des Einflusses der Büromaschinen auf die Arbeitsgestaltung abschließend gegenüberzustellen. Zweifellos erleichtern die Rechen- und Buchungsmaschinen den Angestellten in hohem Grade die Arbeit. Die abstumpfende Tätigkeit des eintönigen Rechnens wird von der Maschine übernommen, die Arbeit hierfür nimmt nur noch einen kleinen Teil der früher für sie aufgewandten Zeit ein. Besonders das mühselige Wiederholen der Operationen zur Prüfung, ob man richtig gerechnet hat, fällt fort. So wie der Ingenieur sich des Rechenschiebers auch für die einfachsten Rechnungen bedient, so macht es der Angestellte mit der Rechenmaschine. Und das mit Recht. Denn die Maschine rechnet schneller, sauberer und vor allen Dingen richtiger als der Mensch. Gerade die Gewißheit, keine Fehler zu machen, ist von günstiger Einwirkung auf den seelischen Zustand des Angestellten bei seiner Arbeit. Fehler in der Buchungsmaschine durch falsches Tippen der Zahlen sind verhältnismäßig schnell gefunden, während bei handschriftlichem Rechnen oft lange nach den Rechenfehlern gesucht werden muß.

Die Arbeit an den Büromaschinen hat aber auch ihre Kehrseite. Die Maschinen stellen an die Aufmerksamkeit des Angestellten keine geringeren Anforderungen als die handschriftlichen Arbeiten, dabei ist die Arbeitsgeschwindigkeit bedeutend gesteigert; hieraus folgt, daß eine viel stärkere Konzentration verlangt wird. Die elektrisch betriebenen Maschinen erfordern zwar keine besondere körperliche Anstrengung zu ihrer Bedienung, doch sind noch in größerer Anzahl Maschinen ohne elektrischen Antrieb in Gebrauch. Bemerkenswert ist, daß bei der Elliot-Fisher-Maschine die Tasten für die einzelnen Ziffern zum Teil mit ungleicher Kraft angeschlagen werden müssen, da zur Aufnahme der Ziffern in das Zählwerk die Ziffer 1 weniger Widerstand bietet als die Ziffern 2 bis 9. Bei letzterer ist die Anschlagskraft am größten, da 9 Zähne des Zählrades gedreht werden müssen. Da außerdem die Maschine über die Schreibplatte nach vorn und hinten und nach rechts und links bewegt werden muß — bei neueren Maschinen geschieht dies durch elektrischen Antrieb — und deshalb zum Teil ziemlich weit von dem Angestellten absteht, ist ein nennenswerter Kraftaufwand zu ihrer Bedienung erforderlich.

Es erscheint daher die Frage berechtigt, ob eine ununterbrochene Beschäftigung an den Büromaschinen durchführbar ist. Die reinen Rechenmaschinen werden als Hilfsmittel benutzt, eine ausschließliche Beschäftigung an ihnen kommt wohl selten in Frage; zur Bedienung der Buchungsmaschinen ist — entsprechend ihrer Verwendung in den meisten Betrieben — eine Kenntnis der Buchhaltung erforderlich; es müssen an ihnen also ausgebildete kaufmännische Kräfte beschäftigt werden, die in der Regel nicht ständig an den Maschinen tätig sein werden. Lediglich solche Maschinen, die sich zur Massenarbeit eignen, werden dort, wo solche Massenarbeit vorhanden ist, ununterbrochen von den gleichen Angestellten, und zwar vielfach von weiblichen Angestellten und jungen Leuten bedient, während die Belege vorher von anderen Angestellten verarbeitungsreif gemacht werden. Zur Hauptsache dürften dies die Lochkartenmaschinen und die Elliot-Fisher-Maschinen sein, die in den industriellen Betrieben vielfach zur Lohnbuchhaltung benutzt

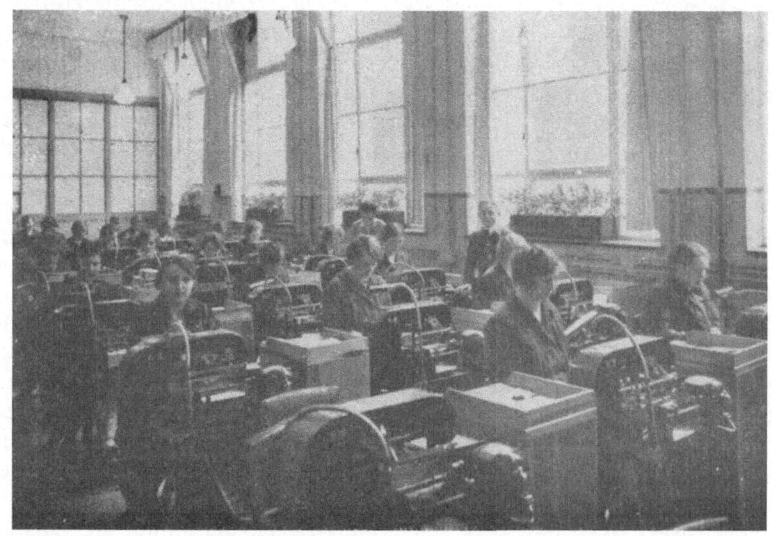

Abb. 15. Stark besetzter Rechenmaschinenraum. Gute Belichtung; gute Allgemein- und Einzelplatzbeleuchtung.

werden. Ein Arbeitswechsel an diesen Maschinen erscheint aber mit Rücksicht auf die körperliche und geistige Anstrengung angezeigt (Abb. 15). Zur Bekämpfung des Lärms kann auf das bei den Schreibmaschinen Gesagte verwiesen werden.

Bezüglich der Auswirkung der Maschinenarbeit auf die Gesamtheit der Angestellten muß erwähnt werden, daß nach einer Umfrage des Zentralverbandes der Angestellten 60 vH aller im Büro tätigen Angestellten mit handschriftlichen und nur 40 vH mit maschinellen Arbeiten, einschließlich der Schreibmaschinenarbeit beschäftigt waren, daß also die Rationalisierung in den Büros langsamer vorwärts gehe als nach der allgemeinen Diskussion darüber anzunehmen sei.

Ebenso wichtig wie die Gestaltung der Arbeit und des Arbeitsplatzes ist die Schaffung einer guten Erholungsmöglichkeit für die Angestellten in den Pausen und die Bereitstellung ausreichender Kleiderablagen und guter Waschgelegenheiten. Auf die Einrichtung von Kantinen soll nicht eingegangen werden, es kann hier auf das Beiheft 16 zum Zentralblatt für Gewerbehygiene und Unfallverhütung Bezug genommen werden. Es soll nur erwähnt werden, daß Stehbüfetts für kurze Pausen von den Angestellten zum körperlichen Ausgleich für das ständige Sitzen gern benutzt werden.

In den Großbetrieben des Handels, in den Großbanken und in den Büros größerer industrieller Unternehmungen ist für einen Aufenthalt während der Mittagspausen außerhalb der Büroräume meist in einwandfreier, teils sogar in vorbildlicher Weise gesorgt. Vielfach sind Liegehallen mit Liegestühlen eingerichtet (Abb. 16). In

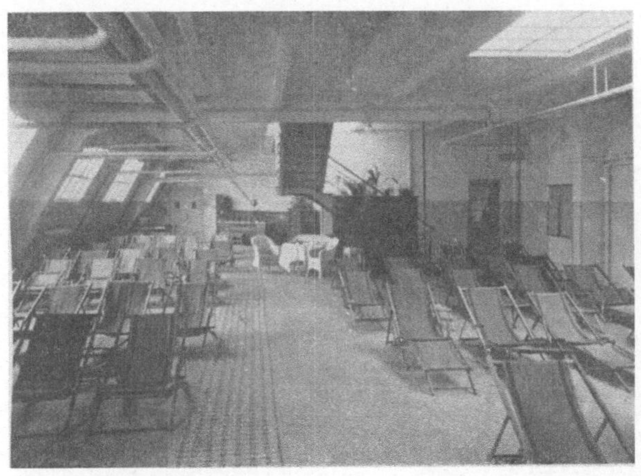

Abb. 16. Ruheraum für Angestellte; Warenhaus A. Wertheim, Berlin.

Großstädten sind die Dächer als Dachgärten ausgestattet, die den Angestellten einen luftigen Aufenthalt während der Pausen bieten (Abb. 17). Auch Waschgelegenheiten stehen zur Verfügung, wenn auch in vielen Fällen die gemeinsame Benutzung der Handtücher zu beanstanden ist. Zu erwägen wäre die Einführung der Händetrocknung mit heißer Luft. Anders aber liegen die Verhältnisse in kleineren Betrieben, und in diesen wird die Mehrzahl der Angestellten beschäftigt. Der Angestellte im Büro verbringt die Pausen bei durchgehender Arbeitszeit an seinem Arbeitsplatz, an dem er sein mitgebrachtes Butterbrot verzehrt; Ruhe, Erholung und gute Lüftung der Räume sind hierbei ausgeschlossen. Auf die Verhältnisse in den Filialgeschäften ist schon hingewiesen worden. Vielfach ist in diesen und auch in den kleinen Spezialgeschäften hinter dem Laden ein kleiner Raum vorhanden, zum Teil an dunklen Lichthöfen oder auch vollkommen ohne Lichtzufuhr oder im Keller, der neben anderen

Zwecken — Umänderungsarbeiten, Lagerraum — auch als Eßraum und Aufenthaltsraum dient. In vielen Fällen fehlt er auch vollkommen, so daß die Verkäufer im Laden verbleiben müssen. Eine Erholung ist hier kaum möglich, und es sollte überall auf die Einrichtung eines, wenn auch kleinen, doch freundlichen und hellen Raumes neben den Verkaufsräumen Bedacht genommen werden.

Die Unfallgefahren haben für die Büros und die kaufmännischen Betriebe nicht die gleiche Bedeutung wie für die gewerblichen Betriebe. Es sei nur kurz auf die Gefahren durch die Benutzung ungeeigneter Trittleitern hingewiesen, auf die

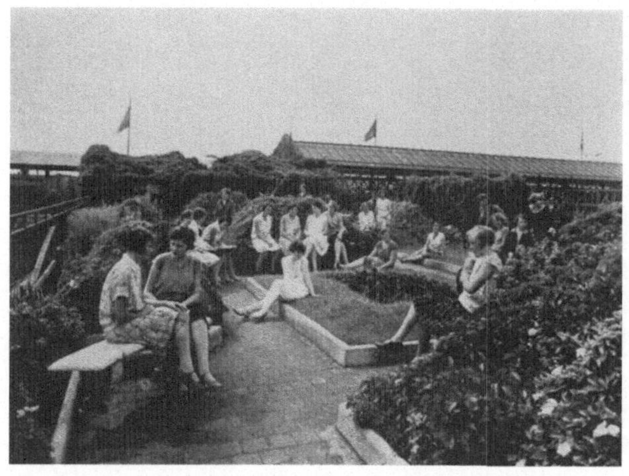

Abb. 17. Dachgarten für Angestellte; Warenhaus A. Wertheim, Berlin. Im Hintergrunde Entlüftungsklappen in den Dächern der Lichthöfe.

immer mehr zunehmende Verwendung von elektrischem Strom zur Bedienung von Schreib- und anderen Büromaschinen und zum Antrieb von Hilfsmaschinen in den Verkaufsräumen, auf die durch mangelhafte Installation der Beleuchtungskörper verursachten Gefahren, auf den Gebrauch von Schneidwerkzeugen in den Lebensmittelgeschäften, auf die häufige Beschäftigung von kaufmännischen Angestellten mit schwereren Lager- und Transportarbeiten sowie auf die Benutzung mechanischer Transportvorrichtungen, Rollentransporteuren und Aufzügen.

Zusammenfassung: Es wurde ein kurzer Überblick über die Arbeitsverhältnisse in den Büros und den kaufmännischen Betrieben gegeben. Es wurde gezeigt, daß die heutige Gesetzgebung die Arbeitsverhältnisse nur unvollkommen erfaßt; es wurde weiter versucht zu zeigen, daß die hygienischen Verhältnisse in vielen Fällen einer Besserung bedürfen. Die zur Besserung erforderlichen

Wege wurden angedeutet. Diese Besserung durchzuführen, ist eine dankbare Aufgabe aller interessierten Kreise, die dadurch zur Hebung der Volksgesundheit und auch der nationalen Wirtschaft ihren Teil beitragen können.

Literatur.

Bartels und Krüger: „Der Büro- und Handelsangestellte". Handbuch des Arbeiterschutzes und der Betriebssicherheit, herausgegeben von Syrup, Bd. 3.

K. B. Lehmann: Arbeits- und Gewerbehygiene. 1919.

Czech: „Das Handelsgewerbe". Handbuch der sozialen Hygiene und Gesundheitsfürsorge, herausgegeben von Gottstein, Schloßmann u. Teleky. Bd. 2.

Jahresberichte der Preußischen Gewerbeaufsichtsbeamten und Bergbehörden 1925.

Fuykschot: „Die Rückwirkungen der Verwendung von Büromaschinen", Vortrag, gehalten auf dem IV. Kongreß des Internationalen Bundes Christlicher Angestelltenverbände.

Jahrbuch der Frauenarbeit, Bd. IV. Verlag des Verbandes der weiblichen Handels- und Büroangestellten.

Suhr, Susanne: „Die weiblichen Angestellten; Arbeits- und Lebensverhältnisse". Eine Umfrage des Zentralverbandes der Angestellten.

Couvé: „Grundsätze für die Gestaltung und Einrichtung der Büroarbeitsplätze". Herausgegeben vom Deutschen Institut für wirtschaftliche Arbeit in der öffentlichen Verwaltung (Diwiw).

Holtzmann, Schneider, Schütz, Thies, Bloch: „Die Bedeutung der Beleuchtung für Gesundheit und Leistungsfähigkeit". Beiheft 10 zum Zentralblatt für Gewerbehygiene und Unfallverhütung. Herausgegeben von der Deutschen Gesellschaft für Gewerbehygiene.

Gotschlich, Gerbis, Reutti: „Fabrikspeisung". Beiheft 16 zum Zentralblatt für Gewerbehygiene und Unfallverhütung.

Hahn, Eisenberg, Emele, Poelzig: „Fabrikbau". Beiheft 18 zum Zentralblatt für Gewerbehygiene und Unfallverhütung.

Diskussion über das Thema „Hygiene im Büro und im kaufmännischen Betriebe“ auf der VII. Jahreshauptversammlung der Deutschen Gesellschaft für Gewerbehygiene in Breslau am 24. September 1930.

Dr. Bornstein, Berlin:

Eine Behauptung des Kollegen, die nicht unwidersprochen bleiben darf, zwingt mich, auch heute das Wort zu ergreifen. Der Kollege hat in gutem Glauben an die Autorität eines Professors die Behauptung eines Physiologen und dessen Mitarbeiters zitiert, die alle genauen Kenner einer vernunftgemäßen Ernährung für absolut falsch halten. Unter dem Beifall der Zuhörer habe ich vor Jahren in Innsbruck bei der Naturforscherversammlung die Behauptung dieses Physiologen, daß der geistig Arbeitende mehr Fleisch braucht, weil bei seinem Stoffwechsel mehr Phosphor verbraucht wird, ganz energisch als völlig falsch und unbewiesen zurückweisen müssen. Überhaupt, was heißt Geistesarbeiter und Muskelarbeiter? Nach meiner Überzeugung sind jetzt die 3 Millionen Erwerbslosen die am schwersten geistig arbeitenden. Ohne jede befriedigende Arbeit denken sie von früh bis spät bis zur Erschöpfung: wie bekomme ich Arbeit? Wie viele geistige Arbeit ist gar keine geistige Arbeit? Und es gibt keine körperliche Arbeit, die nicht Denken und geistige Arbeit erfordert. Aber ob man mehr oder weniger geistig arbeitet, Fleisch ist weder ein lebenswichtiges noch ein kräfteverleihendes Nahrungsmittel. Energie entwickeln nur Kohlehydrate und Fette. Die Eiweiße sind Bausteine oder Reparaturstoffe und sehr schlechte und kostspielige Brennstoffe. Ich bin durchaus kein Gegner des Genußmittels Fleisch und wünschte jedem Deutschen am Sonntag einen Braten oder ein Huhn im Topfe und auch in der Woche ein schönes Stückchen Fleisch. Aber nicht als lebenswichtiges Kraftmittel, sondern als angenehmes Genußmittel für den, der am Fleisch Geschmack und Genuß findet. Man verwechsle nicht Bausteine mit Brennstoffen und Genußmittel mit Kraftmitteln, und glaube nicht alles, was sogenannte Autoritäten sagen. Der bekannte Physiologe hat für seine Behauptungen noch nie strikte Beweise angetreten. Er ist überzeugt von der Richtigkeit. Aber Überzeugungen sind für die Wissenschaft keine Beweise. Die Ernährungsfrage ist eine sehr einfache. Erfahrung und Vernunft haben uns schon längst den richtigen Weg gewiesen. Und die mit Beweisen arbeitende und Beweise verlangende Wissenschaft hat längst in dem von mir hier vorgetragenen Sinne entschieden.

Als „wahrer Volksfreund“ — und auf diese Bezeichnung seitens eines Arbeiterblattes in Oberschlesien bin ich stolz — arbeite ich, nicht nur in Wort und Schrift, daß das in meinem gestern zitierten Kultursatze geforderte menschenwürdige Dasein sich erfülle, aber nicht mit Forderungen, deren Erfüllung unmöglich und mehr als überflüssig ist, für Volkswirtschaft und Finanzen aber katastrophal sein müßte.

H. Cubasch, Berlin-Wilmersdorf:

Die uns gezeigten Lichtbilder von Büros und Verkaufsstellen sowie von Ruheräumen und Dachgärten, die teils als vorbildlich anzusprechen waren, sind auch in hiren mit „schlecht“ bezeichneten Anlagen noch ideal zu nennen und stellen jedenfalls auch in bezug auf die gezeigten Verkaufsräume im Keller noch lange nicht das dar, was uns oft an unhygienischen Arbeits- und Aufenthaltsräumen für die Angestellten begegnet. Der Referent sagte ganz mit Recht, daß es außerordentlich schwierig ist, schlechte Räume gezeigt zu bekommen. Als Berufsorganisation der weiblichen kaufmännischen Angestellten (Verband der weiblichen Handels- und Büroangestellten) müssen wir täglich feststellen, in welch hohem Maße Leben und Gesundheit der in Handels- und Bürobetrieben tätigen Angestellten Schädigungen ausgesetzt sind. Die menschenunwürdigen Arbeitsräume spotten oft jeder Beschreibung. Es gibt noch Räume ohne Fenster und Lüftungsmöglichkeiten, feucht und kalt, in Kellern, ohne Tageslicht. Die gesunde Wirkung der Sonnen- und Lichtstrahlen wurde bereits geschildert, und auch für Büros, Läger und Verkaufsläden müssen sonnige, helle und luftige Räume gefordert werden. Wie häufig sind in engsten Räumen fünf, sechs und mehr Menschen zur Arbeit zusammengepreßt. Bei der Einwirkung von schlechter Luft, falschem Licht, von Störungen durch die verschiedenen Arbeitsgeräusche führt hier die Tätigkeit zu einem solchen Kraftverbrauch für den einzelnen, daß Nervenüberreizungen und andere Erkrankungen unausbleiblich sind. Nur die wenigsten Fälle kommen zu unserer Kenntnis, da oft die Angestellten aus Furcht vor Verlust der Stellung weitere Schritte scheuen. Von den Schäden der Arbeit an den Büromaschinen, an denen ja meist weibliche Kräfte tätig sind, wurde bereits gesprochen. Die erhobene Forderung nach schärferer Begrenzung der Arbeitszeit — 4 Stunden Maschinenarbeit, der Rest andere Tätigkeit oder, wenn es nicht anders durchzuführen ist, die Festsetzung von einer Höchstarbeitszeit an Maschinen von 6 Stunden — wird auch von unserer Seite vertreten. Die Frage der allgemeinen Arbeitszeit verdient gleiche Beachtung. Der Referent sprach von der häufigen Übertretung der Arbeitszeitbestimmungen, und auch wir müssen aus der Praxis von oft undenklich langen Arbeitszeiten berichten. Die Rationalisierungsmaßnahmen in den Betrieben erfolgen leider nur zu oft ohne Rücksicht auf den arbeitenden Menschen. Der Gedanke einer haushaltenden, pfleglichen Behandlung der Arbeitskraft ist vielfach verlorengegangen. Es soll gespart werden, und zuerst setzt ein Personalabbau ein. Für die verbleibenden Angestellten ergeben sich natürlich mehr Arbeit, längere Arbeitszeit, Überstunden, verkürzte Pausen usw. Das führt zu einer solchen Beanspruchung und Anspannung der menschlichen Arbeitsleistung, die oft weit über ein gesundheitliches Maß hinausgeht und zu den schlimmsten Ermüdungs- und Übermüdungserscheinungen führt. Wir kennen alle den überarbeiteten Menschen, der viel zu früh seine Berufsarbeit nicht mehr zu leisten vermag. Nur eine ausreichende Freizeit kann ihn davor schützen. Wir hoffen auf bessere endgültige Regelung durch das Arbeitsschutzgesetz. Die strengste Durchführung und Einhaltung der achtstündigen Arbeitszeit müssen gesetzlich stärker verankert werden, die Ausnahmen fortfallen und schwerere Strafbestimmungen für den Übertretungsfall da sein. Völlige Sonntagsruhe, möglichst schon der Sonnabendfrühschluß und dann eine jährliche längere Urlaubszeit sind notwendig zum Ausgleich für Berufsschäden. Die große Bedeutung der Pausen wird von uns anerkannt. Vom gesundheitlichen Standpunkt gesehen ist die durchgehende Arbeitszeit, wie wir sie heute in den Großstädten kennen, gar nicht zu begrüßen. Doch sie wird sich auf Grund der großen Entfernungen zwischen Wohnungs- und Arbeitsstätten immer weiter einbürgern. Wir wissen den ärztlichen Anregungen zu einer zweckmäßigen Pausengestaltung Dank. Leider sieht es im Betrieb nur manchmal anders aus, und die zu bewältigende Arbeitsmenge und das Tempo der Arbeit gestatten einfach nicht, selbst die kurze vorgesehene

Zwischenpause einzuschalten. Leider muß oft das Butterbrot neben der Arbeit verzehrt werden. Es wäre wichtig, wenn auch seitens der Betriebsleitungen viel größerer Wert auf die Einhaltung der Pausen gelegt würde und die Arbeitseinteilung entsprechend vor sich ginge. Die Ausführung gymnastischer Ausgleichsübungen in frischer Luft ist sehr zu begrüßen, auch könnte das geschilderte amerikanische Beispiel bei uns mehr Anklang finden.

Es sind in letzter Zeit Versuche gemacht worden, die Arbeit an der Schreibmaschine und an anderen Büromaschinen im Akkord ausführen zu lassen. Gegen solche Versuche müssen sich die Angestellten ganz energisch wehren. Die Folgen der damit verbundenen Übersteigerung des Arbeitstempos sind unabsehbar, und schließlich wollen wir doch alle, daß das Tempo der Arbeit in den Grenzen bleibt, welche körperliche und seelische Beschaffenheit des einzelnen Menschen ziehen.

Leider kommt der Schutz der Unfallversicherung noch nicht allen Angestellten zugute. Verkaufskräfte, die alleinige Angestellte sind, und Büroangestellte werden von ihr nicht erfaßt. Die Unfallgefahr wächst ständig. Es gibt immer mehr Fahrstühle, Paternoster, elektrisch betriebene Büromaschinen usw., so daß dringend zu wünschen wäre, daß möglichst alle Angestellten in die Unfallversicherung einbezogen werden.

Notwendig zur Erreichung der gewünschten Hygiene in kaufmännischen Betrieben und zur Durchführung bestehender und zu schaffender Gesetzesbestimmungen ist der weitere Ausbau der Gewerbe- und vor allem Handelsaufsicht. Wir fordern eine Vermehrung der Handelsaufsichtsbeamten unter besonderer Berücksichtigung weiblicher Kräfte, und für sie das Recht zur Überwachung sämtlicher Schutzbestimmungen für die Angestellten, wie dies auch schon ausgeführt worden ist.

Es ist noch recht viel zu schaffen, wenn eine sachgemäße Berufshygiene auch in allen kaufmännischen Betrieben der Pflege und Erhaltung der Arbeitskraft, als unseres wichtigsten Volksvermögens, dienen soll, und es ist nur zu wünschen, daß auch die heutigen Verhandlungen uns hierin einen Schritt weiter voran führen.

Dr. med. W. E. Engelhardt, Berlin:

Unfälle in Büros — die Tintenstiftverletzung wurde bereits erwähnt — ereignen sich meist durch Fallen und Ausgleiten auf Leitern, Treppen und Gängen, mitbedingt durch schlechte oder unzweckmäßige, d. h. zwar helle, aber die Stufen schlecht sichtbarmachende Beleuchtung, eventuell durch nachträglich unvorschriftsmäßig verlegte Rohr- und Stromleitungen, durch automatische Türen, Fahrstühle usw.

Eine verhältnismäßig kleine, aber besonderen Anforderungen ausgesetzte Berufsgruppe stellen die Telefonistinnen dar[1]. Die dauernde gespannte Inanspruchnahme von Auge (Lichtsignale), Ohr (Abhören) und Sprechwerkzeugen, die durch die gleichzeitige Herstellung und Überwachung mehrerer Verbindungen (oft viele Tausende im Tag) bedingt ist, führt vielfach zu einer Berufsneurose, nach englischen Feststellungen, die auch von deutscher Seite bestätigt wurden, etwa bei der Hälfte der Berufstelefonistinnen. Die Entstehung einer derartigen nervösen Erkrankung wird gefördert durch die Arbeit unter Affekten, d. h. gewissen Erregungszuständen der Psyche (Heilbronner). Im Vordergrund steht der sog. Erwartungsaffekt sowie die meist große Verantwortung. Auch elektrische Unfälle (daher Verbot des Tragens von metallischem Schmuck während des Dienstes) kommen nicht selten vor. Der weitgehende Ausbau der Automatenämter ist nach allem sehr zu begrüßen.

[1] Vgl. Engelhardt: Arbeit und Psyche. Z. psych. Hyg. 3, H. 1, 8 (1930).

Professor Dr. Sieveking, Hamburg

möchte bezweifeln, ob es gerade bei den kaufmännischen Betrieben mit ihrer doch immerhin verantwortungsvollen Kleinarbeit gelingen wird, auf gesetzlichem Wege viel zu erreichen. Beamtete Ärzte und Gewerbeaufsichtsbeamte werden, wie schon jetzt, durch Beratung und Anregung auch weiterhin das meiste durchzusetzen versuchen müssen. Um so mehr erwartet er Fortschritte von der privaten Initiative. Ministerialrat Dr.-Ing. Kremer hat ja eben berichtet, welch erfreuliche Verbesserungen die Technik ihrerseits schon erzielt hat. Er selbst erhoffe gerade hier auch Erfolge von einer hygienischen Belehrung sowohl in Arbeitnehmer- wie in Arbeitgeberkreisen und bitte die betreffenden Organisationen, doch hierzu die beamteten Ärzte heranzuziehen, die ihre Hilfe gern zur Verfügung stellen würden. Nur auf drei Punkte wolle er dabei hinweisen, erstens auf die Ernährung der Angestellten, bei der es auf Regelmäßigkeit, Ruhe oder doch Gelassenheit und richtige Zusammensetzung ankomme (Fleisch, Milch, Butter, Früchte). Die Körperfunktionen, zumal beim weiblichen Geschlecht, könnten nur dann richtig ablaufen, wenn die Verdauung nicht durch zu viel Brot, Schokolade u. a. erschwert, sondern durch reichlichen Genuß von Butter und Früchten befördert werde. Die Lärmfrage spiele eine große Rolle. Es müßte erreicht werden, daß Schreibmaschinenarbeit nur in getrennten, möglichst schallsicheren Einzelräumen oder -raumteilen geleistet werden dürfe. Gew.-M.-Rat Dr. Holstein habe sehr richtig auf den Wert zweckentsprechender Leibesübungen nach getaner Arbeit hingewiesen. Wir hätten im Schulbetrieb den Wert von Kurzübungen wenige Minuten lang während der Schulstunden und in den Schulbänken selbst kennengelernt. Er selbst habe solche in New York in einem großen Büro überrascht erlebt und empfehle ihre Einführung bei geöffneten Fenstern auch bei uns.

W. Bösche, Berlin:

Meine Damen und Herren! Wenn ich mich als Vertreter des Gewerkschaftsbundes der Angestellten zum Worte gemeldet habe, so liegt mir natürlich nichts ferner, als bestreiten zu wollen, daß es eine ganze Reihe von Büro- und kaufmännischen Betrieben gibt, die auf gewerbehygienischem Gebiete Gutes, ja Hervorragendes leisten. Sei es nun in Gestalt der Einrichtung einwandfreier Arbeitsräume, Arbeitszeiten, Kantinen- und Speiseräume usw. oder darüber hinaus durch Schaffung von Dachgärten, Tennisplätzen, Abhaltung von sportlichen und gymnastischen Übungen und was weiß ich. Ich kann Ihnen sogar verraten, daß meine Organisation gelegentlich ihrer großen Erhebung allein einige tausende Firmen festgestellt hat, bei denen gymnastische oder sonstige sportliche Übungen stattfinden, wenn auch weit überwiegend außerhalb der Arbeitszeit. Alles das findet sicherlich von keiner Seite mehr Anerkennung als von den Angestelltengewerkschaften, wenngleich es auch kein Geheimnis ist, daß die Beweggründe für solche Einrichtungen und Maßnahmen nicht immer rein gewerbehygienischer, sondern zum Teil auch geschäftlicher Natur sind. Vor allem darf aber nicht übersehen werden, daß wir es hier doch zumeist nur mit Großbetrieben zu tun haben. Bei den mittleren Betrieben finden wir derartige vorbildliche Einrichtungen schon seltener, und bei den Kleinbetrieben liegt vielfach alles im argen. Ich will bei der vorgerückten Zeit davon absehen, Ihre Aufmerksamkeit mit der Aufzählung von Einzelfällen in Anspruch zu nehmen. Ich will nur darauf hinweisen, daß uns in unserer gewerkschaftlichen Arbeit immer wieder Fälle von Verstößen selbst gegen die zwingendsten und elementarsten Grundsätze der Hygiene begegnen, daß wir immer wieder gezwungen sind, dieserhalb mit Arbeitgebern, Betriebsvertretungen oder auch der Gewerbeaufsicht in Verbindung zu treten, ja, daß es nicht einmal so selten vorkommt, daß unsere Rechtsschutzabteilung Schadenersatzklagen gegen derartige pflichtvergessene Arbeitgeber durchzuführen hat. Natürlich wird kein Einsichtiger auch von den kleinen Betrieben Dinge verlangen, die sich eben nur ein Großbetrieb leisten kann. Kein vernünftiger Mensch wird z. B. erwarten, daß ein solcher Betrieb Räume für gymnastische Übungen zur Verfügung stellt. Aber andererseits geht es selbstverständlich auch nicht an, daß ein ausreichender Gesundheitsschutz das Privileg derjenigen Angestellten ist, die zufälligerweise in Großbetrieben beschäftigt werden. Alle Angestellten haben ein Recht darauf, gegen Schädigungen ihrer Gesundheit geschützt zu werden, soweit es eben nur irgend möglich ist. Und deshalb bin ich der Auffassung, daß wir auch auf diesem Gebiete erst dann zu befriedigerenden Verhältnissen kommen werden, wenn wir die Schutzvorschriften ausgestalten, wenn wir insbesondere den Aufsichtsbeamten auch das Recht einräumen, bei ihren Betriebsbesichtigungen diejenigen Maßnahmen anordnen zu können, die notwendig sind, um die Angestellten des Betriebes vor Schaden zu bewahren. Heute ist diese Möglichkeit nicht oder nur in beschränktem Maße unter Zuhilfenahme der Polizeibehörden gegeben. Der gesunde Grundsatz, daß Vorbeugen besser ist als Heilen und Schaden verhüten besser als Schaden vergüten, hat sich in der Nachkriegszeit immer mehr Bahn gebrochen. Beim Gesundheitsschutz in den Büros und kaufmännischen Betrieben ist er aber noch fast völlig zu vermissen. Hier verpflichten zwar die einschlägigen Vorschriften des Bürgerlichen Gesetzbuches und des Handelsgesetzbuches die Arbeitgeber, die erforderlichen Anordnungen zu treffen und bei Nichtbeachtung dieser Vorschriften den geschädigten Angestellten Schadensersatz zu leisten, aber die Aufsichtsbeamten haben — wie ich schon andeutete — nicht das Recht, für die Beseitigung von Mißständen zu sorgen, bevor noch das Kind in den Brunnen gefallen ist. Der Arbeitsschutzgesetzentwurf wollte diese Lücken durch seinen zweiten Abschnitt ausfüllen. Leider ist er durch die vorzeitige Auflösung des Reichstags zunächst gegenstandslos geworden. Ich würde es aber für eine dankbare Aufgabe der Gesellschaft halten, wenn sie mit uns für eine baldige Wiedervorlage und Verabschiedung des Gesetzes eintreten wollte.

Allerdings würde es mit einer solchen bloßen Erweiterung der Rechte der Aufsichtsbeamten allein voraussichtlich auch noch nicht getan sein. Es zeigt sich immer aufs neue, daß es nicht genügt, Schutzvorschriften zu erlassen, sondern daß diese Vorschriften erst dann Leben, Inhalt und Bedeutung erlangen, wenn gleichzeitig auch für eine wirksame Überwachung ihrer Durchführung gesorgt wird. Den Beweis dafür liefern uns die Vorschriften über die Sitzgelegenheit in offenen Verkaufsstellen, auf die ja bereits von den Herren Vortragenden hingewiesen worden ist. Der Gewerkschaftsbund der Angestellten hat vor einiger Zeit Veranlassung genommen, rund 600 Kleinhandelsangestellte aus allen Branchen und Landesteilen über die Durchführung der genannten Verordnung in ihren Betrieben zu befragen. Es hat sich dabei gezeigt, daß in fast einem Drittel der Betriebe überhaupt keine Sitzgelegenheit vorhanden ist, und daß sie dort, wo sie vorhanden ist, in erheblichem Umfange überhaupt nicht oder doch vorwiegend zu Arbeitsverrichtungen und nur zu einem kleineren Teile zum Ausruhen benutzt wird. Man sollte es kaum für möglich halten, daß es heute noch Einzelhandelsbetriebe mit einem großen Heer von Angestellten gibt, die von der Existenz dieser schon seit 30 Jahren bestehenden Vorschriften nicht einmal eine Ahnung haben. Ein solcher Zustand ist natürlich nur möglich, weil die Beaufsichtigung der Handelsbetriebe völlig unzulänglich ist. Mir ist natürlich bekannt, daß es heute bereits bei einer Reihe von Aufsichtsämtern aus dem Angestelltenstande hervorgegangene Aufsichtsbeamten gibt. Aber einmal ist ihre Zahl viel zu klein und zum anderen werden diese Beamten auch für alle möglichen anderen Besichtigungen und sonstigen Arbeiten in Anspruch genommen, so daß ihnen für die Überwachung der Angestelltenbetriebe nicht die genügende Zeit bleibt. Ehe wir nicht dahin kommen, daß bei jedem Aufsichtsamt wenigstens ein besonderer Aufsichtsbeamter für den Angestelltenschutz vorhanden ist, ehe wir nicht dahin kommen, daß jeder Betrieb mindestens einmal jährlich besucht wird, so lange werden wir voraussichtlich auch zu keiner Besserung der hygienischen Zustände gelangen. Auch hier bietet das kommende Arbeitsschutzgesetz die Möglichkeit, Wandel zu schaffen, da im sechsten Abschnitt des Gesetzes ohnehin eine Ausgestaltung der Gewerbeaufsicht zu einer allgemeinen Arbeitsaufsicht vorgesehen ist.

Zum Schluß noch ein paar Worte zu der sehr wichtigen Frage: Wie durch eine zweckmäßige Arbeitszeitgestaltung Gesundheitsschädigungen bei den an den modernen Büromaschinen arbeitenden Angestellten vermieden werden können? Daß hier eine volle achtstündige Arbeitszeit unbedingt zu Gesundheitsstörungen führen muß, wird heute wohl kaum noch ernsthaft bestritten. Wie aber sieht es damit in der Praxis aus? Die schon erwähnte große Erhebung des Gewerkschaftsbundes der Angestellten gibt uns auch hier einige Anhaltspunkte. Zunächst haben wir festgestellt, daß in 30 % der erfaßten Betriebe neben der Bedienung der Maschinen noch andere Arbeiten zu verrichten sind, während in den restlichen 70 % die Bedienung der Maschinen die alleinige Tätigkeit der betreffenden Angestellten bildet. Man kann hiernach also sagen, daß wir in fast einem Drittel der Betriebe noch den gemischten, in zwei Dritteln aber den spezialisierten Betrieb haben. Und wie ist es nun mit der Arbeitszeit dieser reinen Maschinenarbeiter bestellt? Wir haben ermittelt, daß nur in 1,2 % der Betriebe die Arbeitszeit 7 Stunden und weniger beträgt, daß sie sich in rund 68 % auf mehr als 7 Stunden bis mit 8 Stunden stellt und daß bei 30,39 % der Achtstundentag überschritten wird. Arbeitszeiten von 7 Stunden und weniger spielen also so gut wie gar keine Rolle. Das Schwergewicht liegt beim $7^1/_2$- und 8-Stunden-Tag, vorwiegend natürlich beim 8-Stunden-Tag, während fast ein Drittel sogar gezwungen ist, $8^1/_2$ Stunden und noch länger zu arbeiten. Damit decken sich die Arbeitszeitverhältnisse der Maschinenarbeiter fast völlig mit den Verhältnissen, wie wir sie bei den Angestellten schlechthin festgestellt haben. Jedenfalls kann heute von einer günstigeren Stellung dieser Gruppe im allgemeinen noch nicht gesprochen werden.

Hier ist meines Erachtens Abhilfe dringend notwendig. Entweder muß das gemischte System stärker als bisher Gemeingut aller Betriebe werden, der Art etwa, daß von der gesamten Arbeitszeit nur die Hälfte auf die Maschinenbedienung entfallen darf, die andere Hälfte aber auf sonstige Arbeiten, oder aber es wird für diese Gruppe der Angestellten ein anderer, kürzerer Höchstarbeitstag festgelegt werden müssen. Mir persönlich scheint das System das erstrebenswertere zu sein, daß die kürzeste Arbeit an der Maschine mit sich bringt, also das gemischte System. Ich freue mich, daß ich mich darin in Übereinstimmung mit den Herren Referenten befinde. Ich bin zu dieser Auffassung gekommen nicht nur auf Grund meiner fast 25jährigen Tätigkeit als Gewerkschaftsfunktionär, sondern auch auf Grund einer früheren, mehrjährigen Tätigkeit an der Schreibmaschine. Ich kann Ihnen nur sagen, daß ich mir kaum eine zweite Beschäftigung denken kann, die an die Nerven des Angestellten solche Anforderungen stellt, wie die Bedienung der Schreibmaschine. Und ich kann Ihnen ferner die Versicherung geben, daß ich jedesmal heilfroh war, wenn ich abends die Geschäftstüre von draußen zumachen konnte. Die modernen elektrisch betriebenen Büromaschinen stellen aber natürlich noch weit höhere Anforderungen an das Bedienungspersonal. Und deshalb erscheint mir hier eine gesundheitlich einwandfreie Arbeitszeitregelung doppelt notwendig. Der Arbeitsschutzgesetzentwurf sieht bekanntlich eine grundsätzliche Neuregelung der Arbeitszeitfrage überhaupt vor, und ich möchte daher zum Schluß noch einmal meine Bitte wiederholen, mit uns darauf hin zu arbeiten, daß der Arbeitsschutzgesetzentwurf nunmehr endlich Gesetz wird.

Ing. Friedel, Berlin:

Die Hygiene in den Angestelltenberufen ist, im Gegensatz zu der der Arbeiterberufe, zum größten Teil noch als Neuland zu bezeichnen. Während beispielsweise Berufsschädigungen einzelner Arbeitergruppen, z. B. Bleierkrankungen, Staublungen, Vergiftungserscheinungen in der chemischen Industrie und dergleichen, einwandfrei als solche nachgewiesen werden können, ist es in den Angestelltenberufen nicht ohne weiteres möglich, festzustellen, ob die betreffende Gesundheitsschädigung eine Folge des Berufes ist oder ob zu dieser Krankheit Faktoren beigetragen haben, die an sich mit der Ausübung des Berufes nichts zu tun haben. Der Ansatz der Krankheit kann bereits vor Beginn der Berufstätigkeit vorhanden gewesen sein und sich dann durch die Ausübung des Berufes weiterentwickelt haben.

Leider steht zur Zeit außerordentlich wenig brauchbares Material aus der Praxis zur Verfügung, deshalb ist es neben der Wissenschaft auch Aufgabe der Gewerkschaften, Unterlagen für die Erforschung auf diesem Gebiet zu beschaffen.

Durch eine Erhebung über das Arbeiten an den Schreibmaschinen, die wir vorgenommen haben, und die außerordentlich interessantes Material über die Arbeitsbedingungen dieser kaufmännischen Berufsart brachte, läßt sich eine Reihe von Schlüssen auf die derzeitigen Verhältnisse in dieser Berufskategorie ziehen. Die Umfrage erstreckte sich über das gesamte Reichsgebiet und ist sehr gut beantwortet worden. Wir haben, da bei Beantwortung gesundheitlicher Fragen naturgemäß mit einer gewissen Zurückhaltung zu rechnen ist, den Fragenkomplex anonym gehalten, d. h. die Ausfüllerin hatte lediglich ihr Alter, nicht jedoch den Namen, anzugeben. Auf diese Weise erzielten wir eine überraschend gute Auskunft in gesundheitlicher Beziehung.

Die Erhebung gliederte sich in folgende Abschnitte: 1. personeller, 2. gesundheitlicher und 3. technischer Art. Sie umfaßt insgesamt 68 Haupt- und Nebenfragen und erstreckt sich nur auf weibliche Angestellte.

Bei der Ermittlung des Durchschnittsalters zeigte es sich, daß dies verhältnismäßig hoch liegt, nämlich zwischen 27 und 28 Jahren, woraus man folgendes schließen kann. Die Eheaussichten der Jetztzeit sind ungünstig und sind auch weiter infolge der schlechten Wirtschaftslage in größerer Anzahl Verheiratete noch berufstätig. Hieraus erklärt sich auch die Länge der Berufstätigkeit mit durchschnittlich 10—12 Jahren.

Dieses Ergebnis ist von besonderer Bedeutung bei Beurteilung der gesundheitlichen Verhältnisse. Bei kritischer Betrachtung des vorliegenden Materials muß man feststellen, daß gewisse gesundheitliche Schädigungen in der Regel erst nach einer längeren Berufstätigkeit eintreten. Beachtlich ist auch, daß über Erscheinungen physischer Art, wie Schmerzen im Handgelenk, in den Schultern und Unterarmen, vorwiegend jüngere Arbeitskräfte klagten, dagegen machen sich nervöse Beschwerden, Reizbarkeit, Schlaflosigkeit, Unausgeruhtsein am frühen Morgen bei allen denen in höherem Maße bemerkbar, die länger als 4 Jahre im Beruf tätig sind.

Was die körperliche Leistung der Schreiberinnen anbelangt, so schätzt man dieselbe nach Feststellungen, die gemacht wurden, pro Stunde auf

5000—6000 mkg. Dies entspricht einer Muskelarbeit, die notwendig ist, eine Last von 50—60 kg 100—120 m in der Stunde zu transportieren. Dabei handelt es sich nur um eine solche der Finger und der Arme, also eine ganz respektable Größe.

Eine weitere Frage befaßt sich damit, welche Büroarbeiten außer Maschineschreiben noch erledigt wurden. Es ergibt, daß die Hälfte der Erfaßten noch andere Arbeiten zu erledigen haben, z. B. Telefonbedienung, Buchführungsarbeiten, Registratur und dergleichen. Hierbei ist bezeichnend, daß im Gegensatz zu denen, die nur Schreibmaschine schreiben, bei denjenigen, die außer Maschineschreiben noch andere Arbeiten zu erledigen haben, weniger gesundheitliche Schädigungen in Erscheinung treten.

Die Dauer des nur Maschineschreibens am Tag beträgt bei 30 % der Berichtenden 8 Stunden, bei 15 % 6 Stunden, der geringste Prozentsatz, nämlich $^1/_2$%, war nur 2 Stunden am Tag mit Maschineschreiben beschäftigt.

Die Diktataufnahme wird in 66 % der Beantwortungen vormittags gewünscht, 10 % nachmittags, während es 24 % der Schreiberinnen gleichgültig ist, wann dieselbe erfolgt. Es leuchtet ohne weiteres ein, wenn die Mehrzahl der Schreiberinnen wünscht, die Diktataufnahme vormittags zu erhalten. In den Morgenstunden ist die Aufnahmefähigkeit eine höhere als in den Nachmittagsstunden, wo bereits ein gewisser Kräfteverbrauch vorliegt.

81 % der Stenotypistinnen bekommen Stenogramm, Stenogramm und Maschinendiktat 52%.

Bei der Betrachtung, mit wieviel Fingern die einzelne Schreiberin schreibt, ergibt sich folgendes Bild: 4- und 10-Finger-Schreiberinnen halten sich mit je 22 % die Waage, dann folgen mit 19 % die 6-Finger-Schreiberinnen. Verhältnismäßig hoch, nämlich 13 %, ist die Zahl derjenigen, die mit 2 Fingern arbeiten.

Bei der Ausgestaltung des Arbeitsplatzes ist neben der hygienischen Beschaffenheit desselben besondere Rücksicht auf ein richtiges Größenverhältnis zwischen Stuhl und Tisch zu nehmen. Unbequemes Arbeiten mit daraus folgenden Ermüdungserscheinungen, Rückenschmerzen und dergleichen sind teilweise auf eine unzweckmäßige Sitzgelegenheit zurückzuführen.

Vom technischen Standpunkt aus gesehen sei noch erwähnt, daß außer der Bauart der Maschine die Lage des Konzepthalters sowie die Beleuchtung von Manuskript und Stenogramm eine wesentliche Rolle spielen. Die wechselnde Blickrichtung, insbesondere bei künstlichem und schlechtem Licht, ist für die Augen außerordentlich schadhaft.

Weiter empfiehlt es sich zur Schonung der Fingernägel und zur Vermeidung des harten Anschlages die jetzigen mit Glas versehenen Tasten mit einem Gummiüberzug zu versehen und die Schalldämpfung gegenüber dem Arbeitstisch durch Gummiunterlagen herbeizuführen.

Ein Wort noch über den Arbeitsraum. Der größte Teil der Beantwortenden klagt über Lärmbelästigungen, hervorgerufen durch Diktieren, Telefonieren und Kundenverkehr im Schreibmaschinenraum, die naturgemäß an die Konzentrationsfähigkeit der Schreiberin erhöhte Anforderungen stellt. In vielen Fällen dürfte es ohne weiteres möglich sein, für Abstellung der Lärmursachen zu sorgen, damit vorzeitige Nervosität vermieden wird. Die Arbeitsfrische wird durch die erhöhte Konzentration, die aufgebracht werden muß, um diese Störungen zu überwinden, was wiederum mit einem größeren Kräfteverbrauch verbunden ist, vorzeitig gemindert. Die zu hohe Belegung eines Raumes mit Maschinen ist ebenfalls nicht ratsam, da das viele Geklappere der Maschinen auf die einzelne Schreiberin nachteilig wirkt, worüber besonders von den Stenotypistinnen der Großbetriebe geklagt wird. Die Folgen sind auch hier vorzeitige Ermüdungserscheinungen und Abgespanntheit. Elektrische und Buchungsmaschinen sollten grundsätzlich in gesonderten Räumen aufgestellt werden, um die Störungen durch das Arbeiten der Motore für die übrigen Angestellten in Wegfall zu bringen.

Es muß auch die Frage geprüft werden, ob nicht seitens der Gewerbeaufsicht in Zukunft auch die Arbeitsstätten der Angestellten ebenfalls der Kontrolle unterzogen werden, wie dies bei den gewerblichen Betrieben der Fall ist. Hervorgerufen durch die starke Rationalisierung und restlose Ausnutzung der gegebenen Anlagen, insbesondere die hohe Belegung der Büros mit Angestellten, wird diese Kontrolle in der Jetztzeit geradezu zwingend.

Wir werden das uns vorliegende Material, welches hier in gedrängter Form dargelegt wurde, in Kürze zusammenstellen und dann veröffentlichen in der Erwartung, daß es mit dazu beitragen möge, die Diskussion über die Angestelltenhygiene zu beleben und Winke für das weitere Arbeiten auf diesem Gebiete zu geben.

Fräulein Else Fisch, Berlin:

Ich will davon absehen, von hygienischen Fragen aus der Bürotätigkeit, die meine Berufsorganisation, den Verband der deutschen Reichs-Post- und Telegraphenbeamtinnen, stark beschäftigen, zu sprechen, wie Lärm, Raumgestaltung, Arbeitsgerät usw. Ich will auch nicht auf die sittlichen Gefahren eingehen, die aus allzu schlechter Bezahlung der weiblichen Arbeitskraft entstehen oder auf die gewerkschaftlich-beruflichen, die aus der Verwendung von Arbeiterinnen an Stelle von Angestellten erwachsen. Vielmehr will ich mich auf eine Einzelfrage beschränken.

Seit einigen Jahren beobachteten wir im Telegraphendienst am Stanzapparat des Siemens-Schnelltelegraphen, später im Postscheckdienst, **Arm- und Handbeschwerden,** die auch in leichteren Fällen die Neigung zeigten, nach Besserungen immer wieder aufzutreten. Vereinzelt scheint eine dauernde Schwächung des betreffenden Armes damit verbunden zu sein. Die Beschwerden wurden allgemein als Sehnenscheidenentzündung bezeichnet. Sowie wir jedoch versuchten, die Sache näher zu verfolgen, ergab sich trotz allgemeinerer Klagen nur eine ganz geringe Zahl von positiven Einzelfällen. Beispielsweise erfuhren wir gerade soeben, daß beim Postscheckamt Berlin im ganzen Jahr nur ein einziger Fall bekannt geworden ist, und zwar bei einer Beamtin, die im Lohnbüro fortgesetzt kleine Zahlen mit der Hand zu schreiben hat. Im Zusammenhang damit mußten wir erkennen, daß die Beschwerden unter den verschiedensten Bezeichnungen geführt worden sind und daher bei der Frage nach Sehnenscheidenentzündung vielfach außer Betracht blieben. Wir erfuhren nun von der Bezeichnung als Rheumatismus, Neuralgie, Nervenentzündung und dergleichen. Auch der Befund „Armneurose" scheint sich auf gleichartige Beschwerden zu beziehen, die letzten Endes, vom Standpunkt des Laien gesehen, Verwandtschaft mit dem alten Begriff „Schreibkrampf" aufzuweisen scheinen.

Die **Ursache** liegt offenbar in einseitigen Anspannungen, z. B. bei der Bedienung von Tastenapparaten, wie Siemens-Stanzapparat, Rechenmaschine, Buchungsmaschine und wohl auch Schreibmaschine, ferner beim Sortieren von verhältnismäßig dünnen und glatten, also wenig „griffigen" Belegen. Ein Fall wurde mir bekannt, bei dem offenbar die ungünstige Aufstellung und Form und daher unzweckmäßige Handhabung einer kleinen Kartothek die Ursache war.

Als **Abhilfe** wurde z. B. für den Siemens-Schnelltelegraphen Arbeitswechsel empfohlen, und meines Wissens mindestens zum Teil mit Erfolg durchgeführt. Geeigneter Arbeitswechsel ist aber nach Art der Tätigkeit nicht immer möglich; z. B. scheint mir ein Wechsel zwischen der Arbeit an der Rechenmaschine und Sortiergeschäften der oben gekennzeichneten Art wenig zur Vermeidung der Beschwerden geeignet. Der 4. Internationale Kongreß des Internationalen Bundes christlicher Angestelltenverbände vom September 1929 hat denn auch für die Tätigkeit an der Buchungsmaschine eine nur sechsstündige Arbeitszeit gefordert, soweit ein geeigneter Arbeitswechsel nicht möglich ist.

Zur Abhilfe scheint mir weiterhin die Ablehnung jedes Akkordsystems, also auch jedes Prämiensystem, dringend notwendig. Derartige Antriebsmethoden, für einige Jahre mehr an Leistung herzugeben, als auf die Dauer möglich ist, scheinen mir auf Trugschlüssen zu beruhen und, auf lange Hand gesehen, in hohem Maße bedenklich und unwirtschaftlich zu sein.

Eine weitere, noch nicht ausgebaute Möglichkeit der Vorbeugung scheint mir neben sinnvoller Einübung der Arbeit an der Maschine, an der es wohl vielfach noch völlig mangelt, auch in Kräftigungsübungen der beteiligten Muskeln, Sehnen, Nervenbahnen usw. zu liegen. Vor allem wichtig wäre es, planvoll von Sachverständigen zu ermittelnde und von dem Ausübenden zu lernende Entspannungen dieser Körperteile in den Arbeitsgang einzufügen, ähnlich wie es beim Klavierspielen durch „Ausschütteln“ der Arme vielfach geschieht. — Der Streit über zweckmäßiges Maschineschreiben, wie Zehnfingersystem oder „Tippen“, über Blindschreiben und vor allem über zweckmäßiges Verfahren des ersten Erlernens wird auch auf andere Tastenapparate als die Schreibmaschine übertragen werden müssen, bei denen meines Wissens eine Systematik in dieser Beziehung noch fast völlig fehlt. — Die beiden Anregungen, die das Gebiet der Gymnastik berühren, Übung und Entspannung, sind meines Wissens für dieses Gebiet der Arbeitshygiene überhaupt noch kaum in Betracht gezogen worden.

Endlich und sehr dringend ist medizinische Klärung notwendig. Handelt es sich tatsächlich um so viel verschiedenartige Krankheiten, wie in den Diagnosen zum Ausdruck kommt, oder mangelt es nur an einheitlicher Beurteilung? Hand in Hand damit bedürfte es über die bisher von einzelnen Organisationen angestellten Ermittlungen hinaus des Vergleichs der Erfahrungen bei den verschiedenen Berufsgruppen. Arzt und Gewerkschaft würden also nebeneinander und zweckmäßigerweise auch miteinander an der Klärung, Vorbeugung und Bekämpfung dieser Berufsschädigungen zu arbeiten haben. Hierzu bitte ich um Ihr Interesse und Ihre Hilfe. —

Ich möchte in diesem Zusammenhang auf eine **tragische Verkettung von Umständen** hinweisen, die schwer gerade auf der Frauenarbeit in den Büros lastet: Die neuere weitgehende Einführung der verschiedenartigen Büromaschinen ist erfolgreich nur bei weiblichem Personal möglich. Man überträgt daher Arbeit, die vielfach in männlicher Hand gelegen hat, auf die Frau, überträgt sie aber in einer völlig veränderten Form. In Verbindung mit dem von der Leistungsfähigkeit der Maschine und nicht der Dauerleistungsfähigkeit des Menschen abgeleiteten übersteigerten Arbeitspensum birgt diese neue Form schwere Gesundheitsgefahren. Und gefolgert wird dann eine mindere Widerstandsfähigkeit der Frau!

Bestimmen sich Arbeitspensum und Arbeitstempo nach dem Leistungsmaß der Maschine und nicht gleichzeitig nach dem „Faktor Mensch“, so wird eben dieser lebendige Faktor des Arbeitsprozesses unwirtschaftlich verbraucht. Wo bleibt bei diesen ökonomischen Gepflogenheiten die Menschenökonomie?

Zum Schluß will ich **ein Beispiel** der völligen Bedenkenlosigkeit geben, mit der auch zweifellos verantwortlich denkende Kreise heute in dieser Beziehung vorgehen. Mir liegt die „Denkschrift der Arbeitsgemeinschaft zur Untersuchung der Personalverhältnisse im Kanzleidienst bei den Reichsbahndirektionen“ vor. Eine amtlich eingesetzte Studienkommission hat etwa ein Jahr lang ohne Kenntnis der Personalvertretungen geheim daran gearbeitet. Zwar ist inzwischen bereits erwiesen, daß sich die Absicht der Einstellung ganz jungen Personals für diesen Dienst angesichts der geforderten Leistungen nicht aufrechterhalten läßt, und es sind bereits Milderungen der ursprünglich geplanten Arbeitsbedingungen und Leistungsanforderungen eingetreten. Worauf es hier ankommt, ist die Tatsache, daß verantwortliche Menschen, die zweifellos das Beste wollten und ohne Frage weder bösartig noch gewollt unsozial dachten, überhaupt zu den Grundsätzen dieser Denkschrift kommen konnten. Das ist ein Kennzeichen für den Geist unserer Zeit, das weit über den an der Frauenarbeit interessierten Kreis hinaus Beachtung finden müßte.

Die Denkschrift sieht für den Kanzleidienst Arbeiterinnen vor, und zwar gegen eine Vergütung nach ganz niedriger Lohngruppe neben Akkordzuschlägen, die gleichzeitig die Existenz der Arbeiterin und die Höchstleistung der Dienststelle sichern sollen. Dabei wird offen zugegeben, „daß eine fortdauernde Beschäftigung an der Schreibmaschine, noch dazu unter dem besonderen Ansporn eines Gedinges, doch schließlich die Bediensteten so anstrengt, daß insbesondere ihre Nerven darunter leiden werden“. Weiter wird ausgeführt, daß die Verwaltung nicht so rücksichtslos sein könne, diesen Kräften bei nachlassender Leistungsfähigkeit einfach zu kündigen. „Um also die Kanzlei wirtschaftlich auf voller Höhe zu halten, wird die anderweite Verwendung jener Schreibkräfte im Laufe der Zeit — vielleicht nach 4—5 Jahren — notwendig werden.“

Man schätzt also die Anstrengung dieses schlecht entlohnten Dienstes selbst so hoch, daß sie nur 4—5 Jahre ausgehalten werden kann, und hält eine derartige Belastung für zulässig! Nach 2 Jahren darf die Meldung für den Übertritt in die Laufbahn der weiblichen Beamten der Deutschen Reichsbahn erfolgen, um einen Tätigkeitswechsel vorzubereiten. Weiter vorn heißt es aber, daß diese weiblichen Schreibkräfte grundsätzlich keinen Anspruch haben, in Beamtenstellen aufzurücken. Wird also ein Anspruch auf den Übertritt überhaupt grundsätzlich abgelehnt, so kommt noch hinzu: Wer kann angesichts der Abneigung gegen die Schaffung neuer Beamtenstellen und noch dazu gegen diejenige von Stellen für weibliche Beamte auch nur die geringste Bürgschaft für die Erfüllung einer solchen Möglichkeit übernehmen? Was wird aus den jungen Menschen, deren Übernahme in die Beamtenlaufbahn nicht möglich ist, deren Kraft für die erlernte Facharbeit aber verwirtschaftet wurde? Dieser Schwierigkeit müssen sich die Verwaltungsbeamten, die die Denkschrift ausgearbeitet haben, doch wohl auch bewußt gewesen sein! Trotzdem der Vorschlag einer Belastung, die die Leistungsfähigkeit in 4—5 Jahren so verbraucht, daß die Verwendung in der erlernten Arbeit nicht mehr wirtschaftlich wäre; trotzdem der Hinweis auf den Übertritt in „die Beamtenlaufbahn, in der infolge der wechselnden Tätigkeit die aus dem Gleichgewicht gekommenen Nerven wieder zur Ruhe kommen werden“! — Neben allem anderen liegt hierin auch eine völlige Verkennung der Leistungsanforderungen der Reichsbahnverwaltung an ihr beamtetes Personal. Wie kann dieser Dienst derart eingeschätzt werden, daß darin die durch frühere jahrelange Überanstrengung verminderte Leistungsfähigkeit wiedergewonnen werden soll!

Zunächst ist bei der Reichsbahn versucht worden, genau nach der Denkschrift zu arbeiten. Dies hat sich, wie schon erwähnt, als nicht völlig durchführbar erwiesen. Um weitere Verbesserungen bemüht sich der Verband der Reichsbahnbeamtinnen. Nicht um die Hilfe der Deutschen

Gesellschaft für Gewerbehygiene für diese Einzelangelegenheit zu erbitten, wies ich daher auf die Denkschrift über den Kanzleidienst hin, sondern um ein Beispiel der Verirrung aufzuzeigen, in die wir in völlig abwegiger Auslegung des Begriffs Wirtschaftlichkeit geraten sind. Ein **Kulturdokument,** zu dem wir fragen, ist dies ein Auftakt? und: was soll etwa noch danach kommen? Oder werden solche Fehlgriffe Warnungssignale sein, die einen Wendepunkt ankündigen?

Zu der Frage aber, die ich eingangs erörterte, den Arm- und Handbeschwerden im Bürodienst, erbitte ich die Mitarbeit der Deutschen Gesellschaft für Gewerbehygiene, damit bald eine völlige Klärung herbeigeführt wird, die die notwendige Voraussetzung der Vorbeugung und Heilung ist.

Ministerialdirigent Dr. Feig, Berlin:

Als Vorsitzender des Ausschußes für Hygiene in Büro- und Handelsbetrieben möchte ich dem Vorstande den Dank dafür aussprechen, daß er dieses für die Gesellschaft noch neue Gebiet auf die Tagesordnung der heutigen Sitzung gesetzt hat. Was soll nun weiter geschehen? Es wird Aufgabe des genannten Ausschusses, dem die beiden Berichterstatter angehören, sein, die reichen Anregungen, die sich aus der Berichterstattung und der Aussprache ergeben haben, weiter zu verfolgen. Insbesondere wird eine weitere Tatsachenerforschung notwendig sein, wobei die erwähnten Erhebungen der Verbände, Statistiken der Krankenkassen und ähnliches Material zu verarbeiten sein werden. Hoffentlich wird so der Ausschuß dazu beitragen können, daß bald nicht mehr von „Neuland“ zu reden sein wird und Schlußfolgerungen für die Maßnahmen der Arbeitgeber und der Arbeitnehmer sowie für die Gesetzgebung und die Gewerbeaufsicht gezogen werden können.